脳と腸を元気にする細胞膜栄養療法

薬を使わず 心の病と 認知症を 治す

医学博士 神津健一

素朴社

はじめに

１９７０年に、私はたまたま所用で渡米した時、米国人の友人から「レシチン」（顆粒）を日本で扱ってみないかと勧められました。当時、日本でもレシチンはコレステロールの薬として販売されていましたが、欧米では、医薬品であるとともに、原材料がすべて天然であるところから健康食品としてもすでに認可されていたのです。それを知った私は、何とか日本でも健康食品として普及できないかと、１９７５年に厚生省（現在の厚生労働省）と半年間の交渉の末、健康食品として販売できる旨の許可を得たのです。

私はレシチンについて研究すればするほど、そのすばらしさにすっかり魅了されました。私の人生はレシチンと共に歩んだ50年といってよいでしょう。

１９８２年、米国に滞在中に、毎日新聞社より日本で初めてのレシチンに関する私の著書『驚異の頭脳食品〝レシチン〟』を出版し、レシチンが話題になりました。

それから14年後、低分子の「レシチン」が開発され、私はその低分子レシチンを応用して世界で初めての「K・リゾレシチン」の開発に成功したのです。１９９８年のことです。

これは、従来の高分子のレシチンを酵素により加水分解し、低分子化し、オイル状の低分子レシチンにして、栄養の吸収率を高め、相乗効果を出すためにいくつかの特殊栄養素とビタミン類を加えたものです。

現在、生活の便利さに比例するように心の病が増加し、その治療のため薬の使用量が増え、多剤服用が当たり前になってしまいました。医師や製薬会社は薬物療法を積極的にすすめています。それではいけないと、私はいろいろな働きかけをしましたが、取り上げてもらえませんでした。そこで、K・リゾレシチンの有効性を実証するため、２００４年に自ら「ナチュラルクリニック代々木」を創設したのです。

開院以来、最初の10年間は赤字続きでした。それは、薬を使わないからです。医師が患者さんにサプリメントをすすめても保険適用の対象になりませんし、下手に販売すれば自由診療の一部とみなされ、保険診療を行う医療機関としてはペナルティを受ける危険性もありました。

保健所から「**薬を使わないで病気を治しているなど、ありえない**」と責められたこともありました。しかし、当クリニックでは栄養学的見地、細胞学的見地、予防医学的見地からサプリメントの研究を行っており、実際に薬を使わずさまざまな症状の患者さんを治療し、実績を上げてきました。

高齢社会となり、認知症の人が増えている一方、家族構成が変わり、認知症の人を家族でみることが困難になっています。その状況を何とかしたいと、当クリニックでは、精神疾患だけでなく認知症の患者さんにもＫ・リゾレシチンをはじめとするサプリメントを処方してきました。そして、多くの患者さんに改善がみられたのです。

私は決して薬剤そのもの、現在の医療そのものを否定しているわけではありません。ただ、薬の多剤併用に警告を発したいのです。薬の使い方をきちんと知り、食生活やライフスタイルを含めて、薬だけに頼らない健康な人生を送っていただきたいと思い本書を執筆しました。

２０１９年７月吉日　神津　健一

目次

第3章 「脳と腸」に必須の栄養を！

第4章

おもな精神疾患の特徴と改善法

第5章 高齢社会で健やかに暮らすために

第6章 おもな認知症の特徴と予防・改善法

第7章 脳腸相関と細胞膜栄養療法がわかるダブルトライアングル

第1章
飽食時代の間違った食生活

戦後の学校給食が始まったころから増えた子どもたちの心身の変調

最近の日本人が、そして日本の社会が異常に乱れていると思っている人たちが多いのではないでしょうか。毎日のように起こっている殺人事件や異常犯罪など、昔はこんなにひどくはありませんでした。戦後の1945年～1950年代に、米国式の食生活（パンや牛乳）が学校給食にとり入れられたころからのように思います。

ちょうどそのころから、農業には化学肥料や農薬が使われるようになり、チョコレートをはじめ甘い茶菓子やスナック菓子、コーラなどの清涼飲料、インスタント食品が氾濫《はんらん》し始めました。さらにコンビニエンスストアが登場したり、食品には添加物が多く使われるようになり、生活はますます便利になったのですが、そのころから精神障害に悩む人たちが増えてきたのです。

レトルト食品、総菜、合わせ調味料など、手間がかかる食事の支度を、いかに簡単に済ませられるかと考えられた商品が出始め、「安くておいしい」が外食産業のテーマになりました。しかしその反面、**「食は健康と生命の必須の栄養源」**としてとらえる文化も薄れてしまいました。カロリーが高く、身体の、とりわけ脳の主原料である「タンパク質」や「善玉脂質」がとれないものが増えました。さらに、おいしさを引き出す旨味調味料も問題です。これらが脳をはじめ身体に及ぼす悪影響は計り知れません。

飽食の時代などと言われ、食べものが豊富になったにもかかわらず、食生活が乱れ、栄養のバランスは悪化。その結果、人々の脳内ホルモンのバランスが乱れ、脳の神経組織を傷つけ、脳の働きを弱めたり、異常を招いたりしているのです。

しかも、ふんだんに使われている農薬による汚染、化学肥料による土壌の枯渇、環境汚染などがさらに「**脳内汚染**」を招いているようです。

ジャンクフードやインスタントラーメンなどを好んで食べる若い人たちも多く、ある医療機関が調査したデータによると、60人の若い男性のうち、ちゃんと栄養バランスのとれた正しい食生活を送っているのは、なんと２人しかいなかったそうです。

夫婦共働きが増えたせいでしょうか。親の食習慣は、家庭でそのまま子どもに引き継がれるので、加工食品で育ってしまった子どもたちは、本物の味を知ることもなく大人になり、さらにその子ども、次の世代へと加工食品漬けの連鎖が起こっています。加工食品には食品添加物などの化学物質が何種類も含まれているものが多くあります。

甘いものは疲れたときに食べると気持ちを落ち着かせてくれるように感じますし、仕事に行き詰ったときのコーヒーは気分をリフレッシュしてくれるように感じます。適量の甘いものは、足りなくなったブドウ糖を脳や筋肉に補給してくれるため、気持ちが落ち着き、すっきりするのです。また、コーヒーに含まれるカフェインは、アドレナリン分泌をうながすためのエネルギー代謝や、やる気を促進します。

しかし、これらは少量ずつ上手にとる必要があります。甘いものもコーヒーも、ほどほどの量にしておかないと、マイナスの作用を及ぼすことがあるのです。

白砂糖などの甘いものを過剰摂取すると、血液中のブドウ糖（グルコース）の量が増え、血糖値が上がります。すると血糖値を下げるために膵臓《すいぞう》はインスリンを分泌し、血糖値は一気に下がります。今度は血糖値が下がりすぎないように、副腎はアドレナリンを分泌します。これが過度に繰り返された結果が低血糖症で、精神に悪影響を与えます。長期的にはアルツハイマー型認知症の原因のひとつともいわれる糖尿病を誘発します。

また、白砂糖を代謝するためにたくさんのビタミンB_1が消耗されます。ビタミンB_1は、神経の機能を正常に保ち、精神の過剰な興奮状態を穏やかにする働きがあります。十分にビタミンB_1を摂取していないのに甘いお菓子やジュース、スナック菓子などをとり続けていると、落ち着かず、興奮性が増し、ケンカ早くなったり、意味もなく暴れたり大声を出したりするようになります。

カフェインは、内分泌系に働きかけて肝臓に蓄えられたブドウ糖を放出させるため、一時は思考がはっきりしたように感じます。しかし、一方では内分泌系（副腎）を著しく疲労させるため、結局ストレス耐性を弱めてしまうのです。また、カフェインもビタミンB_1を大量に消費することで知られています。さらに、ストレスに対抗してくれる貴重な栄養素であるビタミンC、亜鉛なども奪ってしまいます。

そのため、カフェインが多く含まれた食品を日常的にとっている人はストレスをためやすく、神経質で精神的に不安定になりやすい傾向があります。

カフェインはコーヒーだけでなく、紅茶や緑茶、コーラやココア、チョコレートなどにも多く含まれています。これらが好きな人は適量をはるかに超え、知らず知らずのうちにカフェイン過多になりやすいので注意しましょう。

「朝起きられない」「学校に行けない」「情動のコントロールができない」という子どもたちは、タンパク質が不足している可能性があります。だからもっと肉を食べろという医師もいますが、同じタンパク質をとるなら、魚介類や大豆などの植物性をとるべきでしょう。そのほうが日本人の身体には消化しやすく、体質に合っているからです。

加工食品、食品添加物の恐怖！

イジメや暴力、殺人など犯罪が多発しています。病める現代社会の病巣は、私たちが毎日飲食している加工食品や清涼飲料水などに含まれている食品添加物が、大きな要因になっているといっても過言ではありません。

食品添加物とは、食品がつくられる段階で加えられる調味料、着色料、保存料などで、ほとんどの食品に使われており、日本で認可されている食品添加物の種類は１４００種類以上といわれています。

アメリカでは１４０種類、イギリスでは14種類の食品添加物しか認可されていないのに比べて、日本の食品添加物の認可数は異常なほどの数です。

日本人が摂取する食品添加物は、一人当たり１日平均10グラムで、１年間に換算すると約４キログラムの摂取量となります。スナック菓子やファストフードなどを毎日のように食べることで、薬物投与と同じような結果になってしまうケースがあります。

食品添加物は、薬と同じ毒物、劇物の範疇《はんちゅう》に入ります。「発がん性」「アレルギー性」「遺伝毒性」の３つの毒性があり、死亡原因のなかでも近年がんがトップになっていることや、アレルギーの患者さんが増えていることにも、食品添加物が関連しているのではないかといわれています。

複数の食品添加物を摂取したときの相互毒性については明らかにされていません。さらには、すぐに毒性があらわれず、何十年後、あるいは子孫にあらわれる遺伝毒性の可能性もあり、食品添加物は未知の部分が多く危険なことは否めません。

１９９５年に世界の科学者たちによってなされた緊急宣言は、「**化学物質は脳の発達を**

食品添加物の種類と用途例

種類	目的と効果	食品添加物例
甘味料	食品に甘味を与える	キシリトール　アスパルテーム
着色料	食品を着色し、色調を調節する	クチナシ黄色素　食用黄色４号
保存料	カビや細菌などの発育を抑制し、食品の保存性をよくし、食中毒を予防する	ソルビン酸 しらこたん白抽出物
増粘剤·安定剤·ゲル化剤·糊剤	食品に滑らかな感じや、粘り気を与え、分離を防止し、安定性を向上させる	ペクチン　カルボキシメチルセルロース　ナトリウム
酸化防止剤	油脂などの酸化を防ぎ保存性をよくする	エリソルビン酸ナトリウム ミックスビタミンE
発色剤	ハム·ソーセージなどの色調·風味を改善する	亜硝酸ナトリウム 硝酸ナトリウム
漂白剤	食品を漂白し、白く、きれいにする	亜硫酸ナトリウム 次亜硫酸ナトリウム
防かび剤（防ばい剤）	柑橘類等のかびの発生を防止する	オルトフェニルフェノール ジフェニル
イーストフード	パンのイーストの発酵をよくする	リン酸三カルシウム 炭酸アンモニウム
ガムベース	チューインガムの基材に用いる	エステルガム　チクル
かんすい	中華めんの食感、風味を出す	炭酸ナトリウム　ポリリン酸ナトリウム
苦味料	食品に苦味を付ける	カフェイン（抽出物）　ナリンジン
酵素	食品の製造、加工に使用する	β‐アミラーゼ　プロテアーゼ
光沢剤	食品の表面に光沢を与える	シェラック　ミツロウ
香料	食品に香りをつけ、おいしさを増す	オレンジ香料　バニリン
酸味料	食品に酸味を与える	クエン酸　乳酸
チューインガム軟化剤	チューインガムを柔軟に保つ	グリセリン　D‐ソルビトール
調味料	食品にうま味などを与え、味をととのえる	Ｌ－グルタミン酸ナトリウム 5'ーイノシン酸ニナトリウム
豆腐用凝固剤	豆腐を作る時に豆乳を固める	塩化マグネシウム グルコノデルタラクトン
乳化剤	水と油を均一に混ぜ合わせる	グリセリン脂肪酸エステル 植物レシチン
水素イオン濃度調整剤（ｐＨ調整剤）	食品のｐＨを調節し品質をよくする	ＤＬ－リンゴ酸　乳酸ナトリウム
膨脹剤	ケーキなどをふっくらさせ、ソフトにする	炭酸水素ナトリウム 焼ミョウバン
栄養強化剤	栄養素を強化する	ビタミンC　乳酸カルシウム
その他の食品添加物	その他、食品の製造や加工に役立つ	水酸化ナトリウム 活性炭、プロテアーゼ

出典：一般社団法人 日本食品添加物協会のホームページより

阻害し、精神と行動に異常を起こす」というものであり、脳内の化学物質による汚染は衝動的な暴力や異常な行動を引き起こすとして、警鐘を鳴らしています。

化学調味料は大量に摂取すると味を感知する細胞「味蕾《みらい》」を破壊したり、脳神経組織や成長ホルモン、生殖機能、甲状腺などにダメージを与えたり、精神的に不安定となり「キレる」「暴れる」などの原因にもなるといわれています。

化学調味料を添加することで独特の「濃い味」になるため、子どものころからその味に慣れてしまっている現代人は、亜鉛不足で味覚障害の人が増えており、食品本来の味がわからなくなってしまう傾向にあります。

また、化学調味料は塩辛さを感じさせにくくする効果があり、知らず知らずのうちに味覚を麻痺《まひ》させて、塩分の濃いものを摂取する体質に変化させる恐れもあります。

こういったものを胎児期、幼少期から摂取し続けている現代の子どもたちに、発達障害など脳や心の病、発育トラブル、アレルギー症などが発症している事実に真摯に目を向けるべきです。

発達障害やうつ、不安神経症などの患者さんの多くは、主食として白米やパン、めん類を好んで食べている傾向があります。しかもそれ以外に、スナック菓子や炭酸飲料などを口にしている人が非常に多いのです。さらに、薬を飲むと副作用で眠くなりますから、眠気をとるためにコーヒーやお茶などを飲みます。そうすると全身のミネラルの代謝が困難になり、亜鉛不足から味覚障害を引き起こします。そういう人は、化学調味料なしの食品を「パンチが足りない」「薄くておいしくない」と感じるようになり、だしの味などもわからなくなるため、和食をまずいと感じるようになります。

そうなると、家で母親がつくるバランスのとれた和食などを「まずい」と感じ、味の濃いパスタやハンバーグ、焼き肉、手軽に手に入る香辛料の効いたスナック菓子や菓子パンを食べ、それで「太るから」といってますます家の食事を拒否するようになるという悪循環に陥ります。つまり、健康的な食べ物を「まずい」と感じ、添加物の多い外食メニューやスナック菓子を「おいしい」と感じてしまうのです。

イギリスのサザンプトン総合病院のジョン・ワーナー博士は、２７７人の未就学児童を対象にした研究により、人工着色料や防腐剤などの食品添加物を含む食事を摂取すると、ＡＤＨＤ（注意欠陥多動性障害）が大幅に増加するという報告をしています。

また、アメリカで凶悪な罪を犯した少年たちの多くが、冷凍ディナーやファストフード、ジャンクフードなどを大量に食べていたことも、毛髪検査によって明らかにされました。天然のものであれば腐って当然なのに、いつまで経っても腐らない――。このことひとつとっても「不自然」なものを、子どもたちは食べているといえます。

現代社会の食生活において、食品添加物を避けて通ることはたいへん難しいでしょう。しかし、なるべく質の良い食材を選ぶ努力をしなければなりません。

食生活を改善することによる子どもたちの行動変化は、昨今たいへん注目され、栄養学の研究においても多くの論文があがっています。子どもたちを薬害から守るのと同様、食品添加物にも注意が必要なのです。

狂い始めたライフスタイル

私たちを取り巻く環境は、地球規模で急激に悪化しています。これは一人の力でも、一国の力でも、防ぎようのない巨大なものとして私たちの前に立ちはだかっています。

身近なものでは、日常的に摂取しているさまざまな食品中の化学物質（食品添加物や残留農薬）、過剰な脂肪や糖質の摂取による栄養のアンバランス、電磁波、ＩＴ産業の発展にともなうスマートフォンやパソコンによる脳内汚染。これらが総合的に作用し合ったことによるストレスで「心の病」をはじめ、ほとんどの人が「生活習慣病」の予備軍として「未病」（病気が発症する前）を抱え込んでいます。

半世紀前に比べ、子どもたちの身長は伸び、脚も長くスタイルが良くなりました。それで健康的になったかといえば、そうではありません。幼稚園や小学校低学年でも、３分の１の子どもたちが運動や勉強のあとに「疲れた」を連発します。

十分な食べ物がなかった戦後世代の人は、学校から帰ると家の手伝いをし、ひまを見つけては遊んでいたようですが、それでも子どもが「疲れた」といっていた記憶はないと多くの人が語っています。

夜遅くまでテレビを見たり、ゲームをやったりして、朝なかなか起きられず、朝食はパンを牛乳で流し込む、という現代っ子が多いかと思われます。昼は昼でパン食が中心の学校給食、家庭ではついつい子どもの好きなメニューを中心にし、栄養バランスがとれていない食事になっていることが多いのではないでしょうか。

私たち現代人は日々、さまざまなストレスにさらされていますが、それが病気の原因になる場合が多いのです。

これらのストレスが、時代の変化とともに総合的なストレスとなって長期間続くと、心身ともに疲れきってしまい、うつ病を発症することも多いのです。

いまや日常的に使われる「ストレス」という言葉を医学の領域で最初に用いたのは、カナダの生理学者ハンス・セリエです。しかし、セリエ博士は、「ストレスは人生のスパイス」とも表現しており、必ずしも悪いものではないとしています。

つまり、ストレスは人生において、ときには刺激となりプラスになることも多いわけです。しかしスパイスが強すぎると心身に大きなダメージを与えてしまいますから、適度に

ストレスの種類

精神的ストレス

人間関係、恋愛、離婚、会社のトラブル、仕事、経済的不安、受験、戦争、テロなど

物理的ストレス

暑い、寒い、騒音、放射線、電磁波、ケガ、手術など

生物学的ストレス

細菌、ウイルスなど

化学的ストレス

薬剤、残留農薬、食品添加物、栄養の過不足、酸素欠乏、活性酵素、環境汚染、化粧品など

保つことが重要です。

私たちの人生は目標がないと味気ないものになりますが、どう考えても達成不可能な目標を設定してしまうと、心身ともに疲れてしまうでしょう。このことは受験でもそうですし、就職や職場においても、また、結婚やマイホームの購入などでも同じことがいえます。

日常的になってしまったためにあまり気にしていないことが、心の病の原因になっているのです。寝不足や徹夜、毎日といっていいほどのコンビニ弁当、インスタント食品やジュースのとりすぎによる糖分過多、そして、さまざまな薬剤の

服用などもそうです。

心の病の本当の原因を探るためには、日常の生活習慣を見直すことが求められます。

なぜ「心の病」は増え続けているのか

そもそも、どうして私たちは心の病に陥るのでしょうか。

たとえば、うつ病の極端な症状があらわれる前には、その陰に何らかの原因や症状が必ずあるものです。心が発するそのようなサイン（「何かいつもと違うな？」というようなもの）を、まわりの人が見逃さないように注意を払う必要があります。

精神障害に関しては、その本当の因果関係がわかっていないのが現状です。しかも同じ症状でも、原因は人それぞれで、とりあえずは患者さんの言動、家族や周囲の人たちから見た症状、出来事や気になることなどを聞いて原因を探ります。

ひとつだけはっきりいえることは、過去に心に受けた何らかの衝撃が、ある日ショッキングな出来事がきっかけで、病気の芽として一気に吹き出してくるということです。このようなことは誰にでもありますが、とくに神経組織（神経線維）の細い、繊細な人ほどなりやすいといえるでしょう。仕事熱心で真面目で正直、責任感が強く、どちらかというとまっすぐな、少し頑固なタイプの人に多いようです。

もともと日本は小さな島国で、昔から他人の目や噂を気にする国民性があり、何事に対しても生真面目に一生懸命取り組む傾向があります。自動車が来なくても赤信号を守り、朝の通勤ラッシュでも整然と並んで乗車します。会社でも上司の理不尽な要求に耐えるなど、何事においても感情を抑えて我慢してしまう気質が、ストレスとなり、うつ病になりやすいのです。

ストレスは脳のエネルギーや脳内ホルモンが一時的に不足した状態であり、情動をうまくコントロールできなくなってしまうのです。

私たちの脳内の神経組織が、さまざまなストレスによって傷を負ったり、痩せ細ってしまうと、情報が十分に伝達できなかったり、情報処理ができずにパニック症状を起こしたりします。ストレスを受けやすく、その結果神経組織が傷を負い、ダメージを受ける――。

つまり、精神障害はどちらかといえば「真面目」で「いい人」に起こりやすいといえるでしょう。精神病を遺伝性の病気でもあるかのようにいう医師は多いのですが、そうではありません。病気が遺伝するのではなく、性格遺伝子（Ｄ４ＤＲ）が遺伝するだけです。

精神医療の先進国アメリカの精神医学会が「精神疾患の診断統計マニュアル（ＤＳＭ）」をまとめました。これは日本でも使われており、現在なんと３７４種類もの精神障害が列記されています。

たとえば、計算が遅いと「算数障害」、思春期に親に反抗すると「青年期反抗障害」、何となく不安になると「全般性不安障害」などです。内気で人前に出ると上がる人、恥ずかしがり屋、はにかみ屋、赤面症の人は「社会不安障害（ＳＡＤ）」または「対人恐怖症」として薬が出されます。疑い深い人は「妄想性人格障害」、ホームシックにかかる人は「分離不安症」、勉強嫌いの子どもは「学習障害（ＬＤ）」、交通渋滞でいら立つ人は「間欠性爆発性症候群（ＩＥＤ）」などなど……。異議を唱える人は「反抗性挑戦障害（ＯＤＥＤ）」というのですから、議論で異議を唱える人も精神障害となってしまいかねません。

これを見て「えっ⁈」となりませんか。こんなこと、誰にも日常的に起こりやすいことで「精神障害」にされてしまうのですから。このように精神障害をどんどんつくり、それぞれの症状に合わせて次々と新薬を生み出しているというのが、精神医療現場の実態です。一般企業にたとえるなら、社員たちが「次はどんな企画戦略でいこうか」と考え、たくさんのプランを出し、そのなかからヒットしそうなものを採用して世に送り出すのに似ています。

1990年代後半から十数年間3万人以上の自殺者を出し、最近でも2万人以上の自殺者を減らそうと、日本政府は「自殺予防強化月間」というキャンペーンを張ったことがあります。「お父さん、眠れてる?」というコピーのもと、「眠れない、体重減などはうつかもしれませんので、医者に相談しましょう」と書かれていました。

しかし、これには危険な側面もあります。安易に医者に頼ると、うつ病にされてしまうことがあります。しかも、精神科医は薬を処方することが治療だとほとんどの人が考えているようですが、向精神薬で精神障害が改善、回復する確率は極めて低いことが明らかになっています。

明らかになった脳と腸の深い関係

脳は第一の脳であり、腸は第二の脳であるなどといわれますが、生物が約35億年前に地球上に誕生したころは、生物に脳はなく、口と腸だけしかありませんでした。食べ物を口からとり入れ、腸で消化・吸収し、不要物は再び口から排泄していたのです。つまり、このころの生物にとって、腸こそ第一の脳であったわけです。今日でも、ヒドラ、イソギンチャクなどに脳はなく、口と腸だけで生きているのです。

生物はその進化にともない、口がいくつかに細胞分裂を起こし、やがて、それが脳になったともいわれています。人間の進化の過程は、今ひとつ明確ではありませんが、肝臓や腎臓、胃なども、実は腸から分化してできたものだといわれています。そして、腸から分化したそれらの内臓に対して、腸はさまざまな指令を発しているというのです。大腸は脳からの指令に従っていますが、小腸は逆に脳に対して多くの指令を発しているといわれています。

事実、腸内では身体の免疫に関わる物質の70パーセントもつくっています。しかも、研究が進むにつれ、脳内の神経伝達物質であるセロトニンは、90パーセント以上が腸でつくられていることもわかってきました。さらにビタミンのB群（B_1、B_2、B_6、B_{12}、パントテン酸、ナイアシン、ビオチン、葉酸）やビタミンK_2なども合成しているといいます。そのほかに、消化酵素や多くのホルモンなども腸内でつくられています。これらはいずれも腸内細菌によって合成されているものです。腸の蠕動《ぜんどう》運動を刺激したり、病原菌の毒素から腸を守る短鎖脂肪酸や、アンチエイジング成分でもあるポリアミン、抗酸化作用のある水素なども腸内細菌によってつくられているのです。

腸といえば、食べ物を消化するだけ、と思っている人が少なくありませんが、腸には私たちの健康のカギを握る重要な役割があるのです。

・消化……腸の役割としてよく知られているのが、胃とともに食物を分解し、吸収する機能です。栄養素のほとんどは腸で吸収されていますから、腸が機能しないと人は生きていくことができないのです。

・**免疫防御**……腸には多くの免疫細胞が集まっていて、外から侵入してくる有害な物質を追い出す免疫防御の機能を果たしています。この機能がしっかり働いている限り、さまざまな病気を防御できます。腸の免疫防御機能がしっかりしていてこそ、自然治癒力を高く保つことができます。

・**解毒**《げどく》……免疫防御は、広い意味では解毒といえるでしょう。解毒の機能を果たす器官といえば肝臓ですが、肝臓の負担を軽減させているのが腸です。私たちの口を通して外から入ってくる有害物質は、まず腸が免疫防御機能でブロックします。そのブロックしきれなかったものだけが肝臓に送られ、解毒されるわけです。

つまり、腸が正常に免疫防御の機能を果たせなければ、肝臓にたくさんの有毒物質が送られて多大な負担がかかり、最悪の場合、病気になってしまいます。肝臓の病気は心臓や呼吸器の病気を誘発しますから、腸が免疫防御・解毒の役割を果たすことで、さまざまな病気を防いでいるといってもいいでしょう。

・セロトニンの生成……腸は、脳内の神経伝達物質のひとつであるセロトニンを生成することができます。このセロトニンが脳に送られることで、人は幸せを感じているのです。

これらのことを、腸は脳の指令なしに自分の判断で行っています。状況に応じて解毒作用をしたり、肝臓や膵臓など、ほかの器官に指令を出し、適切な処理法を決定したりするのです。これは、脳以外の臓器では非常に珍しく、全身麻酔をかけられても、脊髄《せきずい》損傷で脳死状態になっても、腸が正常に働き続けるのはそのためなのです。腸にトラブルや病気があると、この独自の判断能力に支障をきたし、当然、体内システムにも影響します。ですから腸は「第二の脳」と呼ばれ、「**脳腸相関**」という言葉があるほど、脳と腸は密接な関係にあるのです。

いまだ経験したことのない高齢社会をどう生きるか

米国老年医学会は、高齢者の脳の働きについて「老化とともに脳細胞が死滅するという従来の考え方は誤り」という説を発表しています（ニューヨーク・タイムズ紙の科学特集）。この学説を発表したのはデンバー大学のホーン教授で、「人間の知能にはより良い選択を行う『結晶型知能』と抽象論理の糸をたどる『流動型知能』があり、前者は後者よりも神経系統の変質を受けず、老人のほうが中年や青年期の人たちより優秀な場合がある」というものです。

また、ある研究者が「一部の精神能力は60歳代で衰えをみせ、ほとんどの人は80歳代になるまで確実に衰えるが、社会生活に直接参加しているお年寄りの場合は、精神能力にとくに変わりはなく、むしろ脳は進歩している」と主張しています。

カリフォルニア大学バークレー校のダイアモンド博士は老化にともなう脳細胞の減少について「実際には若年者のほうがはるかに大きく、その後は顕著ではない」との研究を発表しています。

米国国立老化研究所の調査によると「21～83歳までの男性の脳の断層撮影で、健康なお年寄りの脳は新陳代謝測定値では、健康な若年層の脳と同じで活動的である」としています。この研究結果によると隠居しているお年寄りの脳の退化は早いが、知的興味を失わず頭を使って働いているお年寄りは言語能力が衰えず活発であるとしています。

これらの研究結果の報告を総合すると、歳をとっても頭を働かせている人、何事につけても常に興味や関心のある人は認知症になりにくいということになります。


2015年1月、厚生労働省は「認知症施策推進総合戦略～認知症高齢者等にやさしい地域づくりに向けて～（新オレンジプラン）」を関係閣僚会議に報告しました。

新オレンジプランは、その前の「認知症施策推進5か年計画（オレンジプラン）」（2013年）に代わるもので、「患者の意思が尊重され、住み慣れた環境で自分らしく暮らし続けることができる社会の実現を目指す」とし、普及啓発、患者の状態に応じた医療と介護の提供、若年性認知症施策の強化、介護者支援への取り組みのほか、新たに
①患者や高齢者に優しい地域づくり
②予防・診断・治療法の研究開発
③患者視点の重視
などが盛り込まれました。

さらに2019年6月、関係閣僚会議で、「『共生』と『予防』の取り組みを政府一丸となって進める」とした「認知症施策推進大綱」をとりまとめました。

地域づくりでは、厚労省が虐待防止や若年性認知症患者の就労支援などを推進するとしています。農林水産省は介護食の開発、国土交通省はバリアフリー化や高齢者向けの住宅確保、警察庁は徘徊高齢者の早期発見、文部科学省は認知症に対する偏見を取り除く学校教育などを担い、患者たちが暮らしやすい環境を整備するとしています。患者視点の重視とは、認知症に関する施策に患者や家族の意見を反映できるようにするということです。

これらの医療政策を精査すると、はたして本当にこれが認知症対策として活かされ、医療費の軽減につながるものか、はなはだ疑問です。なぜならば、認知症そのものの原因を究明して予防することが盛り込まれていないからです。認知症に対する「予防・診断・治療法の研究開発」という記述はありますが、これらはいずれも予防や治療のための薬剤の研究開発を念頭に置いているからで、根本的な解決策をもたないのが現実です。

「ナチュラルクリニック代々木」では、16年以上にわたって、認知症の原因を研究し、日常の食生活の改善や栄養療法によって、多くの患者さんの症状を改善し、回復させた臨床実績をもっています。この事実を厚労省の役人や国会議員などに機会あるごとに訴えていたのですが、まったく関心を示さないままです。「薬よりも栄養療法を」という訴えが退けられるのは、厚労省、製薬会社、医師会の三者の利権がともなうためであるといわれています。このままでは間違いなく、医療費の増大によって日本が第2のギリシャのようになってしまうでしょう。私たちは自分の健康を維持するために国や医者を当てにするのではなく、自らの責任で自分や家族の健康を守り、病を予防し克服する必要があります。

第2章
薬に頼り過ぎている現代医療

薬漬け医療の実態

おそらく、多くの人たちが、「身体の悪いところは薬で治る」と信じていると思います。熱が出たら解熱剤を、痛みがあれば鎮痛剤を、眠れなければ睡眠剤を、血圧が高ければ降圧剤を……。しかし、薬を飲んでいるために血圧や血糖値が安定しているのは、本当の意味での「健康」とはいえません。なぜなら、これらの薬による副作用で苦しむことがあります。かといって薬の服用をやめると、以前よりひどい症状に悩まされるケースもあります。しかし、ほとんどの人は、薬でとりあえずつらい症状が治まるため、「治った」「薬が効いた」と錯覚してしまうのです。

現代医療のほとんどは「対症療法」です。これは、あらわれた症状を一時的に抑える・鎮静化させる・麻痺《まひ》させる・症状をねじ伏せるものです。薬は、ウイルスなどの菌を退治して熱を下げたり、痛みを和らげたりすることは得意ですが、病気を治してはくれません。たとえば心臓の薬、ニトログリセリンは心臓を動かすだけですが副作用も多く、胃薬は飲めば飲むほど胃酸が出にくくなり、その結果消化不良を起こしやすくなることもあります。腎臓の薬は利尿作用の促進が主目的。アトピー性皮膚炎に使われるステロイド剤はかゆみを抑え、抗炎症作用、免疫作用、抗アレルギー作用などはありますが、あまり改善することはなく、血糖値や中性脂肪、コレステロール値を上げ、骨量を減らすなどの副作用があるくらいです。

栄養学的にみると薬は毒物・劇物の範疇《はんちゅう》に入りますから、私たちの細胞はそれを素直に受け容れることができず、拒否反応（副作用）を起こします。薬の攻撃力が強く激しいと、正常細胞は反発をあきらめ、薬のなすがままになります。それで静かになるため「薬が効いた」と勘違いしているわけです。

病気になる原因はいろいろあり、また、いくつかの原因が重なって起こっているものと考えられます。

細菌やウイルスに感染したときか、遺伝性の病気以外は、ほとんどが自分自身の注意とそれなりの努力で何とかなるものです。

対症療法は、病気の原因についてはあまり考えないので、根本的に病気を改善し回復させることはできません。薬の服用によって改善したかのようにみえるのは、薬で症状を一時的に抑制しているからにほかなりません。

病気の原因を考えて治すことが大切

薬への過信、多剤併用・多量投与による問題が生じてきたのも事実です。一般に医師が降圧剤を処方すると、必ずといっていいほど「生涯飲み続けてください」とつけ加えます。服用を中断すると、再び血圧が上がってしまい、心臓や脳に負担がかかり、心筋梗塞や脳卒中のリスクが高まります。つまり、そうなってしまうのが危険であることを伝えているにすぎません。

いったん投薬され、服用を始めても、とくに症状が改善されないにもかかわらず、副作用で悩まされるようなケースもあります。すると、その副作用を抑えるための投薬でさらに服薬量や種類が増え、症状はますます悪化してしまい、患者さんにとっては薬漬けによる悪循環の人生が始まることになります。

このように、薬に依存する状態になってしまうと、なかなか減薬、脱薬できなくなります。仮にできたとしても、しばらくして再発する「ブーメラン現象」が起こり、症状がぶり返すか、あるいはさらに悪化するケースが多いようです。

医師の側に問題があるのは確かですが、患者さんの側にも問題があります。病院で診察を受けたあと、医師が薬を出さないと不満に思ったり、不安になったりするのではないでしょうか。また、薬を飲んで痛みが治まったり熱が下がったりすると「病気が治った！薬のおかげだ」と安心し、薬を処方した医師に感謝することでしょう。

でも、ほとんどの医師は対症療法として薬を与えたにすぎず、むしろ薬を使わずに病気を改善し回復させる方法を考える医師こそが本当の名医なのです。

一時的な緊急避難としての対症療法を否定するつもりはありませんが、根本的な改善策・治療法がなければ、病が癒えるということはないのです。傷つき細くなった神経組織を癒し、傷を修復して回復するには、薬ではなく栄養分をとり入れる必要があります。

したがって、薬で一時的に抑制するより、多少時間はかかっても、日常の食生活を変えたり、不足と思われる栄養をサプリメントなどによって補ったりすることのほうが、より確かで安全な方法だといえます。

心の病や認知症は薬では治らない

うつ病をはじめとする精神疾患や認知症が薬で治ったという話は、ほとんど耳にしたことがないはずです。

ただし、うつ病などは初期症状の段階で軽い薬を飲み、1~2週間で何となく落ち着いたので、治ったように感じる人もいるようです。ところが、医師にそのことを話すと「それは良かった！　じゃ、もう少し真面目に飲み続けてください」といわれ、さらに薬を処方されます。でも実は、これが本格的な精神疾患に陥る落とし穴なのです。

ほとんどの人は、医師のこの言葉を信じて飲み続けているうちに、別の症状があらわれ、再々度、病院に行くと新たに別の薬を1~2種類追加処方されます。しばらくすると薬の副作用が徐々にあらわれ、本格的な精神疾患に陥り、さらに、いくつかの別の薬を処方されてしまいます。そして、気がついたときには、8種類から12種類もの薬を服用していたという方が多いようです。このような状態が続いていると、統合失調症のような厄介な症状に陥り、今度は生涯薬を飲み続けなければならないような状態になります。そうなると、症状が完全に回復することはまずありません。

「一生薬を飲んでいれば普通の生活ができます」という医師の言葉どおりに薬を飲み、その間も恐ろしい幻聴などの症状が消えることはなく、副作用に苦しみ、仕事も勉強もできない状態になったとしたら、とても普通の生活とはいえないでしょう。

これはすべての病気についていえることですが、とくに精神疾患、つまり心の病気は、そもそも化学物質、つまり薬で治療できるものではありません。しかし、「精神疾患は脳内の神経伝達物質の異常、または障害である」と教え込まれた医師は、それらを薬で補えば良い、と考えているのです。

脳内で感情の情報をまとめるという重要な役割をしている物質がセロトニンです。「セロトニンが不足するとうつ状態になるのだから、薬で補充すれば改善できる」という考えからつくられた薬が「ＳＳＲＩ」（選択的セロトニン再取り込み阻害薬）です。

実はセロトニンは、分泌量が多すぎると攻撃的になったり、食欲や睡眠に異常をきたしたりするのです。その結果、このＳＳＲＩを連用した患者さんの多くが、睡眠障害や食欲異常になり、さらには他人を傷つけ、自分をも傷つけるなどの自傷行為に走ってしまうという事例が数多く報告されています。

認知症には、抗認知症薬（アリセプト、レミニールなど）が処方されます。これらの薬には60～80種類もの副作用があります。認知症が改善したり、回復したりするなら、多少の副作用も我慢できるでしょうが、一時的に進行を遅らせるだけで決して改善・回復することはありません。症状を一時的に緩和しても決して治癒しないという事実は、一部の精神科医・認知症専門医・研究者たちは正直に認めています。

しかも、ある期間服用すると効果がみられないばかりか、幻覚症状、口唇や手のふるえ、興奮や攻撃性などが増すなどの副作用がたくさん報告されています。

また、ほかの薬同様、服用を中止すると以前よりもっと病気が進行してしまいます。それがなぜ「特効薬」としてもてはやされているのか、理解できません。副作用があらわれることや、服用によって症状が増長されていくことは、向精神薬の薬害となんの変わりもないでしょう。

まして、2種類も3種類もの抗認知症薬を服用しつつ、さらに抗認知症用の貼り薬まで併用した場合は、もっと副作用で苦しむことになりかねません。ほとんどの方は、貼り薬にこれほど副作用があるとは思っていなかったのではないでしょうか。

薬は、結果的に老化を促進させてしまうものでもあります。

老化現象をわかりやすく説明しましょう。たとえば、５つの細胞が集まってピンとした張りを保っていたとしますが、歳をとるにつれて細胞の数が減っていき、５つの細胞でつくっていた張りを３つか４つの細胞で保っていかなければならなくなります。それがシワです。

残された細胞たちは、何とか張りを保とうとがんばってくれるのですが、どうしても隙間ができてしまいます。そこに入り込んでくる脂肪が「中性脂肪」で、メタボの原因となるのです。

女性の悩みであるくすみは、細胞数が減少し、さらに壊死《えし》した細胞がその場所に居座っている状態のものです。本来なら、死んだ細胞は垢《あか》となって排出されますが、皮膚細胞の再生サイクルが正しく行われないと、くすみになってしまいます。

つまり、もの忘れもメタボも、シミやくすみも、すべて細胞の健康がカギを握っているわけです。常に細胞が活性化していれば、細胞の死滅を最小限に抑えることができるだけではなく、再生も可能です。しかし、細胞にダメージを与えてしまう薬を服用していると、それは不可能になってしまいます。その結果、身体の老化が早まってしまうのです。

そうするとホルモンのバランスも崩れ、つらい更年期症状が早い年齢で始まったり、長期間悩まされたりすることにもなるのです。

多剤併用から抜け出せない精神科医たち

同時に3種類以上の薬の服用を続けると「DDI（薬物相互作用）」といって、単一で用いた場合と比べて作用が低下したり、逆に増強したり、新たな副作用を引き起こすことが明らかになっています。しかし、この事実を把握している医師はあまり多くないのが現実です。

DDIという言葉は、「Drug-Drug Interactions」の略です。DDIが起こる理由は次の2つが考えられます。

①服用した薬は、食道→胃→小腸へと移動しながら消化され、主に十二指腸や小腸で吸収されます。しかし、ある種の薬を一緒に服用すると吸収されにくくなったり、逆に吸収されやすくなったりします。吸収が悪ければ効果があらわれず、良すぎると副作用が出たり中毒が起こったりしてしまうのです。

②血液を通して必要な場所に届いた薬は、そこで効き目を発揮しますが、役目が終わった薬は肝臓に運ばれ、薬物代謝酵素によって分解され、効果がなくなります。薬によってはこの酵素の働きを強めたり、逆に弱めたりします。また、同じ酵素で分解される薬を一緒に服用すると、互いに競い合って代謝が早まったり遅くなる場合もあるのです。代謝が早まればすぐに効き目がなくなるし、遅くなればいつまでも効果が続いた状態になってしまうのです。

食べ物に「食べ合わせ」があるように、薬にも「飲み合わせ」があります。薬の種類は多く、薬物相互依存の組み合わせは無数にあるため、未知のものが多いのが現状です。

最近では、薬同士だけではなく、「薬と食べ物」との間でも薬物相互作用が起こることもわかってきました。たとえば、高血圧や狭心症の治療に使われるカルシウム拮抗《きっこう》薬をグレープフルーツジュースで飲むと、血液中の薬の量が多く吸収されすぎ、頭痛、ふらつきなどの副作用が出ることも報告されています。

しかし何より怖いのは、このＤＤＩについての知識や認識のない医師が多いことです。これからは医者まかせにせず、患者さんの側もこのような知識を身につけておくことが必要です。

薬は脳の働きを阻害する

薬が私たちの身体にどう作用するのか、さらに詳しくみてみましょう。

体内に薬が入ると、その成分はまず血液中にとり込まれます。血液は、生体活動に不可欠な栄養分やホルモンを身体の各部分に運び、その代わりに老廃物を持ち去ります。また、細胞内部の水分・塩分・カルシウム・リンなどを保つために必要なものを補給します。

そんな大事な血液のなかに、食べ物以外の異物である化学物質が溶け込んでしまったらどうなるでしょう。細胞のひとつひとつは生命を維持するために呼吸し、食事し、排泄し、休息しています。その細胞が血液を通じて化学物質のような異物をとり込んでしまうと、代謝機能が低下してしまいます。

脳には全身の５分の１という大量の血液が流れており、わずかなことで血流が停止しないよう、脳に行く血管にはさまざまな工夫がなされています。そのなかのひとつに「**血液脳関門**」という関所があります。ここは脳に害をもたらす物質が簡単に入り込めないようになっているバリアのようなものです。このバリアを透過できるのは、「低分子で脂溶性、しかも電荷のないもの」のみです。

しかし、この特性をクリアしている薬は多く、血液を通じて脳内に入り込んでしまいます。薬以外には、環境公害物質となっているＰＣＢやダイオキシン、アルコール、ニコチン、カフェイン、覚せい剤なども透過してしまいます。

脳に運ばれた血液は、本来さまざまなホルモンの分泌を促進してバランスを整え、正常な脳神経細胞の形成に役立ち、その働きを助けています。ところが、血液を通じて脳内に薬のような化学物質が入り込んでしまうと、神経細胞は傷つき、神経組織は痩せ衰えてしまいます。

ただ単に薬を大量に服用することは「**百害あって一利なし**」です。

そこで、「ナチュラルクリニック代々木」では、薬の投与は原則的には行わず、「**細胞膜栄養療法**」と食生活のアドバイスを中心に、うつ病や統合失調症、認知症などを抱えた多くの患者さんを治療しています。

細胞膜栄養療法は、自然にある食べ物を上手に食べ、サプリメントを補うことで症状を改善させる方法です。不眠を訴える人には、睡眠導入剤ではなくバナナをすすめています。それは、バナナに精神を安定させ、睡眠に良い影響を与えるトリプトファンが含まれているからです。また、トリプトファンやGABAなど睡眠に効果のあるサプリメントや、ずばり睡眠ホルモンといわれているサプリメント「メラトニン」なども処方しています。

メラトニンはアメリカで認可されているサプリメントですが、日本では医療機関でしか取り扱いができません。メラトニンは睡眠導入効果のほかに、若返り効果、発毛効果、強壮効果、免疫力増大、血圧調整、コレステロール抑制、パーキンソン病予防などにも有効とされています。

その結果、ほかの病院で出された薬から離脱すればするほど、患者さんたちは快方に向かっていくのですが、この事実を理解してくれる精神科医はあまりいません。それどころか保健所から、「薬を使わないで病気を治しているなど、ありえない」と責められたことさえあります。

精神病に限らず多くの病気で薬をやめ、適切な栄養素を摂取し、食生活の乱れを直していけば、時間はかかりますが、確実に治癒していきます。

向精神薬の副作用はこんなにも怖い

寝不足、不眠、過労、偏食、食品添加物の摂取、薬の乱用、ダイエットの失敗、トラウマ、子育てに対する不安、携帯やパソコンから出る微弱な電磁波、ゲームのやりすぎ、家族の死、失恋、結婚、出産、離婚、失業、身体的コンプレックス、人間関係、大手術や大ケガ、成績不振、交通事故、事業の失敗などなど……。これらは、うつの引き金になるといわれていますが、こうしたことは長い人生で誰でも大なり小なり経験することでしょう。そんなときは思い切って休養したり、環境を変えてみたり、食生活を見直すなどで改善、回復するはずです。

それなのに、深く考えずに精神科や心療内科へ行くと、抗うつ薬を処方されて、ますます神経を過敏な状態にしてしまうことが多いのです。そして向精神薬を服用し始めると、最初は効いたと思っても、身体が徐々に慣れてきて効かなくなり、さらに強い薬に切り替えられてしまうケースが多くあります。

残虐な殺人事件がしばしば報道されています。そしてときおり、事件を伝えるテレビキャスターが「容疑者は、精神科への通院歴があるということです」などというため、「ああ、精神病だったから、あんな事件を起こしたんだな」と思う人が多いでしょう。しかしそれは、非常に誤った認識なのです。

こうしたケースのほとんどは、「精神病だから」犯罪に走ったのではなく、「向精神薬を飲んでいた」ことが事件を起こした一因ということです。

「市民の人権擁護の会・日本支部」代表世話役の米田倫康氏は、精神医療における人権侵害の調査とともに、安易な薬物治療に対して警鐘を鳴らし続けている方ですが、「精神科や心療内科でカウンセリングや治療を受けた少年や大人たちは、治療前には起こしたこともないような凶悪犯罪を起こすようになっている」という調査結果（市民の人権擁護の会）を発表しています。世間を騒がせた犯罪者たちも、治療のために向精神薬を服用していたのです。

実は抗うつ剤や安定剤などの向精神薬には、厚生労働省も認める危険な副作用がたくさんあるのです。**「興奮」「錯乱」「幻覚」「せん妄」「誇大性」「敵意」「攻撃性」「自殺企図《きと》」**などです。これは医療品添付文書にもきちんと明記されています。これらの文字を見ると、まるで「覚せい剤」のようですが、現実に、向精神薬は覚せい剤や麻薬などと同じ危険薬物として指定されています。

覚せい剤を多用したときにみられる異常行動と似た危険な副作用があると知りながら、向精神薬は合法的に病院で処方されているのです。そんな薬を若者たちがインターネットで違法な売買をしているケースも増えています。これは断固許すべきではありません。

向精神薬を大量摂取した場合にあらわれる症状は、吐き気が止まらない、不整脈が出る、麻酔が効かなくなる、薬が効かなくなるといったものが代表的ですが、何よりも内臓全体に大きなダメージを与えてしまうため、ときには死に至るケースもあります。

このことを「**オーバードーズ**」といいます。これは薬物過剰摂取のことで、薬や麻薬を大量に、集中的に摂取したときにあらわれる深刻な症状のことです。ビタミン剤などを大量に摂取すると、逆に健康を損なう場合がありますが、それもオーバードーズの一種です。

なかでも深刻なのが、オーバードーズによる自殺者の増加です。自殺したい人が意図的にオーバードーズをするケース（睡眠薬自殺など）もありますが、精神科医の指導のもとに向精神薬を服用し続けた結果、自殺してしまうケースもあります。

軽いうつだけでは自殺に至らないのですが、オーバードーズが引き金になるケースが多いようです。

「なぜあの人が」「自殺する理由が見つからない」という言葉をよく聞きますが、それがオーバードーズ、つまり薬物の過剰摂取による副作用で「死にたくなった」のですから、いくら遺品を調べても自殺の理由は見つからないわけです。

このように、向精神薬に、誰でもいいから傷つけたくなる衝動や、逆に自分自身を傷つけたくなる自傷行為を高める副作用があることは、厚生労働省も認めています。

前出の米田氏は、この向精神薬、とくに抗うつ剤の副作用による自殺について厚生労働省に調査を依頼しました。その十数年後の２００６年にようやく、同省によって自殺や突然死、心臓麻痺などの副作用があることが公表されました。それで、医薬品添付書の改訂指示が出されました。しかし、それでも多くの国民が向精神薬の危険な副作用について知らないのが現状でしょう。そればかりか、国立病院の精神科医すら、この副作用について詳しく把握していないようです。

麻薬と同じ中毒性がある向精神薬

心療内科や精神科で診察してもらうと、たくさんの薬を処方されます。その処方箋を調剤薬局に持参して、認知症であれば「抗認知症薬」を購入します。そのときに渡される「薬剤情報提供書」には、「薬の名前／薬の写真／朝・昼・夕などいつ服用するかの指示／薬の働き／注意事項／相互作用／副作用」が書かれています。

薬の名前と写真、服用時間と服用量を確認する患者さんはまだいいほうで、ほとんどの人が渡された薬をそのままカバンに入れて持ち帰っているようです。注意事項と相互作用、副作用などはしっかり確認することをおすすめします。

「副作用」については、「眠気やめまいなどがあらわれることがありますので、車の運転や危険をともなう作業は避けてください」とか、「妊婦または妊娠の可能性のある婦人、授乳中の婦人は医師か薬剤師に相談してください」などと数行が記載されています。しかし、「薬の種類や飲み合わせによっては、自殺念慮や自殺企図、幻覚やせん妄、錯乱、体重増加、異常な言動、不安や落ち込み、その他の副作用がありますからご注意ください」とは書いてありません。製薬会社が知っている（もちろん医師も知っている）実際の副作用の情報は膨大なものなのです。副作用についてインターネットで検索すると、「**独立行政法人 医薬品医療機器総合機構**」のページで詳しく知ることができます。これらの情報は、製薬会社が自ら開示しているもので、1～2ページにわたって書かれているサイトもあります。

もしも最初から医師なり薬剤師から、これらの膨大な副作用を書面で伝えられていたら、いったい何人の人がその薬を服用するでしょうか。不安や落ち込み、幻覚や幻聴、自殺への衝動などといった副作用を求めて向精神薬を服用する患者さんなど、いるはずがありません。しかし、実際には患者さんは頭から医師を信じているため、疑ってかかる人は少ないのです。

何カ月も何年も向精神薬を服用し続けているのに、改善も回復もしない。それどころか自身の症状がさらに進行、もしくは悪化したのではないかと思って医師にそのことを話すと、今度はその症状を抑えるための別の薬剤を処方されてしまう――。このようにして症状は悪化の一途をたどり、薬を飲み続けなければならなくなるケースが多くあります。

不眠のために軽い気持ちで服用した睡眠剤も、「最初から多くの恐ろしい副作用があることがわかっていれば飲まなかった」という患者さんは多いのです。

向精神薬は、麻薬や覚せい剤と同じような化学構造式をもっており、依存性や中毒性が非常に高いものです。それらを飲み続けたらどうなるでしょうか？　麻薬中毒者や覚せい剤中毒者のように依存症になってしまうことなど簡単に想像できます。

本当はそうではないにもかかわらず、ＡＤＨＤ（注意欠陥多動性障害）やＬＤ（学習障害）、自閉症と診断されてしまった発達障害の子どもたちが、安易に向精神薬を処方されていますが、その際に依存症に陥る危険性があることを説明する医師はほとんどいません。

そのため、軽い気持ちで服用を始めたために、薬に依存した人生を送らなければならなくなってしまう子どもたちが非常に増えています。

子どもばかりではありません。最近は、社会人のうつ病患者や統合失調症患者が増えていますが、そういう人たちのほとんどは、はじめはごく軽い薬を処方されます。しかし、服用し続けるうちに耐性がつくため効かなくなり、さらに効き目の強い薬を処方されるようになってしまいます。

これと近い例でわかりやすいのが、タバコやお酒などの嗜好品でしょう。吸うにつれ、飲むにつれ、だんだん量が多くなり摂取量が増えていきます。人間の細胞は慣れると麻痺するため、より強い刺激を与えないと反応しない、満足しない状態になってしまうのです。

こうして、より強い薬に慣らされてしまうと、「薬がないと落ち着かない」「薬をやめると治らない」という考えに陥ってしまいます。そういう患者さんが、再診からは薬の効き目しか尋ねないような精神科医にかかっていると、薬物依存にされてしまう恐れがないとはいえません。

アメリカの「市民の人権擁護の会」によると、アメリカには向精神薬を服用している子どもたちが４００万人以上もおり、約１５０万人が自殺に追い込まれる可能性のある抗うつ剤を服用しているそうです。そのため、多くの死亡事故や暴力事件が引き起こされ、ようやく向精神薬を見直す運動が盛んになってきました。

その結果、銃乱射事件の原因のひとつとされる抗うつ剤が販売停止となり、向精神薬の投与を禁止する法律も次々と制定されるようになりました。

しかし、アメリカで売れなくなったしわ寄せが、今、日本に来ているのです。向精神薬の販売市場はアメリカから日本へと移行し、危険な向精神薬が子どもたちに当然のように投与されています。

子どもたちを犯罪の加害者にしないためにも、自殺させないためにも、こういった薬の乱用を絶たなければなりません。

アメリカでは最近、向精神薬には問題があるとされ、精神科の医師でさえ精神薬の処方を控えるようになったことが報告されています。

心の病に深く関わっている脳と腸の健康

精神科の医師はまず脳だけを第一に考えます。しかし、当クリニックの細胞膜栄養療法は、「第一の脳」である脳内の神経伝達物質のアセチルコリンの前駆体物質（K・リゾレシチン）をとることを優先し、次に「第二の脳」である腸を重要視しています。なぜなら、精神疾患の人は、基本的に腸の環境が良くないことがわかったからです。

子どものころから家庭で和食中心の手づくり料理を食べている、という人が心を病んで診察を受けに来るケースなど、私はあまり知りません。精神疾患を抱えている人の多くが、子どものころから腸にとって良くない食生活を続けてきたため、腸内環境がかなり悪くなっているのです。

腸内環境が悪く、消化吸収が悪い人は、たとえば野菜炒めなど野菜たっぷりの料理を食べても、多くが便として排出されてしまい、脳が栄養不足状態に陥ってしまいます。ですから、最初に腸内環境を良くして、消化吸収能力を高めた状態で正しい栄養をとり入れ、その結果、脳に栄養がまわるという治療法が細胞膜栄養療法なのです。まずは腸内環境（腸内フローラのバランス）を整えることが、精神疾患を克服する第一歩といえるでしょう。

精神疾患の人は普通、「頭が痛い」「幻聴が聞こえる」など、頭（脳）の症状を訴えるため、医師は腸に原因があるとは考えません。患者さんは「便秘しています」「1週間大便が出ていません」と訴えますが、彼らの便秘の原因は精神科の薬を長年飲んでいるせいでもあるのです。それで便秘を訴えると下剤を処方され、今度は下剤がないと排便できない状態になってしまうこともあります。

健康な便は黄色でバナナのような形をしているのですが、腸が健康でない人の便はにおいも非常にきつく、真っ黒で石のようです。患者さんに尋ねると、精神症状が出る前に、子どものころから便秘がちであったとか、兎のように小さくて真っ黒な便が当たり前だったといいます。つまり、精神科医にかかる前から、腸がおかしかったのです。そして、薬のせいでますます症状を悪化させてしまったのです。このことから考えても、薬を飲むことのデメリットがうかがえます。

「**脳腸相関**」といわれるくらい、脳と腸には密接な関わりがあります。当クリニックが行っている「細胞膜栄養療法」で日ごろから正しい食生活を心がけることが、腸に、ひいては脳にも良い影響をもたらすのです。まずは腸内環境を整えることが、精神疾患を克服する第一歩といえます。

第3章
「脳と腸」に必須の栄養を！

脳と腸は全身の司令塔

私たちが病気になる原因のほとんどは、脳と腸からの情報伝達不足によるものであることがわかってきました。腸は腸内細菌の働きによって記憶力や判断力など、脳機能に影響を及ぼし、ストレスの感じ方や性格にまで影響を与えることがわかってきたのです。（**脳腸相関**）

腸は第二の脳であるなどといわれますが、腸は脳よりも決して劣るものではなく、ときには脳よりも高いレベルでの情報をあらゆる細胞に伝達したり、指令を発したりすることがあります。小腸は、脳に限らず肝臓や腎臓、胃への指示さえ行っているのです。もちろん、脳からも各臓器へ必要に応じて情報を伝達し、指令を発しています。したがって、脳と腸はお互いに協力し合い、情報のやり取りを巧みに行っているのです。その双方の情報や指令が間違ったり、迷ったり、一方通行だったりすると、たちまち不調に陥ることがあります。「脳腸相関」という言葉はそこから生まれているのです。

消化吸収力は50歳ごろから半分くらいになってしまうともいわれています。体力もかなり低下してきます。そのうえ、活性酸素が増え、これが生活習慣病の誘因にもなってしまいます。全身の各臓器も衰え、本来の機能を果たすことが困難となり、腸内細菌のバランスが乱れることによって、消化吸収能力や排泄機能も低下、腸による免疫力やホルモンの生成、伝達能力の低下などを起こし、諸病を誘発することになります。

そして、神経伝達物質のアセチルコリンやセロトニン、GABA、ドーパミンなどが減少したり、アンバランスになることによって感情表現や運動機能が異常になり、パーキンソン症状が起こったり、うつ症状、認知症などが発症したりします。

このような症状を少しでも安定させるためには、脳内の神経伝達物質の代表格ともいえるアセチルコリンのもとになるレシチンや、ビタミン、ミネラルなどを補完する必要があります。それでも、なかなか改善しない場合は、腸に何らかの問題があると考えるべきです。腸に問題があるとすれば、腸内細菌の善玉菌、悪玉菌、日和見菌などの数とバランスが悪いものと考えられます。

そんなときは、**乳酸菌生産物質**（バイオジェニックス）を摂取することで、ほとんどの症状が改善されます。乳酸菌生産物質には腸内細菌のバランスを整えてくれる整腸作用があります。普通の乳酸菌や化学物質（薬剤）による整腸剤や便秘薬などは腸内を傷つけるだけで、あまり有効性は期待できないので注意が必要です。

腸内のバランスをとるといわれている乳酸菌生産物質を摂取することによって腸からの情報が全身の臓器や細胞に伝達され、免疫力を向上させるとともに、ホルモンの代謝を促進し、迷走神経を通じてあらゆる情報が脳幹に伝えられ、脳の中枢神経を活性化するようになります。

普段から心がけたい食生活

食事の基本は和食8に対して洋食・中華・その他2がおすすめです。

日本人が長年食べてきた米や麦などの穀類、豆腐や納豆などの大豆食品、魚介類、海藻類、みそやしょうゆ、ぬか漬けなどの発酵食品、そしてさまざまな野菜や果物には、ビタミン、ミネラル、食物繊維、アミノ酸などの栄養素がたくさん含まれています。

私たちの命を支えてくれている栄養素は、一つひとつが専門の仕事を受けもち、協力しながら機能しており、ひとつが欠けてもうまく機能しません。だからこそ、バランスのとれた和食はすぐれているのです。「和食=日本人の伝統的な食文化」はユネスコにより「**世界無形文化遺産**」として認められています。

そんな和食を3食きっちり食べるのが最も理想的ですが、できれば1日2食を賄えたらとても良いと思います。とくに心や身体が疲れていると感じるとき、ハードな毎日を送っているとき、集中力や免疫を上げたいときは断然和食です。

食事は、できるだけ主食・主菜・副菜・汁物の揃った、いわゆる一汁三菜の献立を意識しましょう。それによって栄養バランスが整うだけでなく、栄養素同士の相乗効果も期待できます。

たとえば、主食であれば発芽玄米を混ぜて炊いたごはんがよいでしょう。主菜は魚や卵、大豆などのタンパク質をとり、副菜では野菜や海藻、キノコ、大豆などでビタミン、ミネラル、食物繊維をとりましょう。そして汁物は発酵食品であるみそと、野菜やキノコなどを使った具だくさんのみそ汁が理想的です。

このような食事にすることで、血糖値が緩やかに上昇すると同時に、脳と身体の持久力が高まります。さらに食物繊維と乳酸菌がたっぷり補給できますので、腸内環境を整えることもできます。

毎日の食卓は、いつもの決まったメニューになりがちですが、「色」をプラスすると、さらに栄養のバリエーションが高まります。いろどり豊かな食卓は食欲をそそるものです。食卓の色みが1色加わるごとに栄養素は2つも3つも増えます。たとえば、小松菜のおひたしで「濃緑」を加えるとカルシウムとカロテンがアップ、食後にリンゴやイチゴの「赤」を加えるとビタミンCがアップします。

トマトをのせたグリーンサラダの色は、淡緑色と赤の2色です。そこに、濃緑色のホウレン草、オレンジ色のニンジンが加わると、ビタミンA、カルシウム、鉄、食物繊維などの栄養素がプラスされます。さらに、ワカメやヒジキのような「黒」、豆腐のような「白」を加えると、マグネシウム、EPA、糖鎖栄養素、タンパク質が摂取できることになります。ドレッシングは市販のものを使うのではなく、亜麻仁油《あまにゆ》やオリーブオイルに塩・こしょうを合わせれば、良質な善玉脂質とビタミンEが摂取でき、脳の栄養バランスとして最高のサラダになります。酸味がほしいときは酢やレモン汁を合わせて味つけしましょう。とくに、緑黄色野菜に含まれる脂溶性栄養素は、オイルと合わせることで吸収効率が高まります。

忙しい朝には、みそ汁に卵をひとつ落としてみましょう。黄色の卵黄にはリン脂質（レシチン）やビタミンB群、白の卵白には良質なタンパク質が含まれていて、栄養がぐんとアップします。

このように、毎日の食卓に１～２色の色を添えることを意識していくだけで、栄養の種類とバランスが自然とアップします。

油は、身体、とくに脳神経細胞の潤滑油として必要不可欠であり、積極的にとるべき栄養のひとつです。しかし、過剰に摂取するとカロリーオーバーとなったり、体内の酸化を招いてしまったりする可能性があります。「油はダメ」ということではなく、正しい油のとり方を理解して実践することで、脳の活性化ばかりでなく、バランスのとれたホルモン分泌をうながし、肌を美しく保ち、若々しさや健康を維持することができます。

朝起きられなかったり情動のコントロールができなかったりする子どもたちには、ＤＨＡ／ＥＰＡを含んだ魚（とくに青魚）や亜麻仁油なども効果的です。これらには必須の脂肪酸であるオメガ３が含まれていますが、これは６～12歳くらいの子どもの体内では合成されないため、食べ物で摂取する必要があります。
これらとともに、同じ必須脂肪酸であるオメガ6が含まれている大豆、クルミ、ゴマ油、ヒマワリ油などをとって、オメガ3とのバランスをとることも大切です。そこで、積極的にとりたい油と注意したい油についての理解を深めましょう。

［積極的にとりたい油］

リン脂質……商業名でレシチンとも呼ばれ、神経細胞をはじめ、全身の細胞膜や血管壁を構成する主要成分です。血液や細胞の水成分と油成分のバランスをとる役割をもち、酸素や栄養素のとり込み、血液循環や水分代謝、コレステロールの分解など、代謝機能の根幹を担います。また、認知機能として必須の神経伝達物質であるアセチルコリンの主要材料として、記憶や感情を司る海馬《かいば》や扁桃核が活性化する際に、多く分泌することもわかっています。大豆や卵黄に豊富ですが、熱に弱いため、食事からはとりにくい成分であるともいえます。

DHA／EPA……血中の悪玉コレステロールを回収し、善玉コレステロールを増やし、血液をサラサラにする油です。脳神経細胞の構成材料としてたいへん重要で、海馬などに多く存在することがわかっています。αリノレン酸からも合成されますが、合成力には大きく個人差があるため、DHA／EPAの積極的な摂取が望ましいといえます。青魚や藻類に豊富ですが、熱に弱く酸化しやすいので、刺身料理やサプリメントでの摂取がおすすめです。乾燥したものや加工品での摂取はあまり好ましくありません。

亜麻仁油・シソ油……αリノレン酸を多く含んでおり、体内でEPAやDHAを合成するもととなります。植物由来の善玉脂質として、高血圧予防にも良いといわれています。熱に弱く酸化しやすいので、冷たいドレッシングとして利用することと、封を開けたら早めに使い切ることが大切です。

オリーブオイル……オレイン酸やビタミンEが豊富で、比較的酸化しにくく、熱に強いため、加熱用の調理油としてもおすすめです。血中の悪玉コレステロールのみを低下させる作用や、抗酸化作用をもちます。高オレイン酸タイプのものもあります。

ココナッツオイル……中鎖脂肪酸やラウリン酸が豊富で、体内での吸収が容易でエネルギーになりやすく、体脂肪抑制作用もあるといわれています。加熱調理に適した耐熱性とともに、香りが良く食欲増進にもつながります。ただし、過剰に摂取した分は中性脂肪となるため、とりすぎないように注意が必要です。

［注意したい油］

トランス脂肪酸……マーガリンやショートニングなどの加工油脂に含まれています。悪玉コレステロールを増やし、一部が心疾患のリスクを高めるとして、米国では使用が禁止されています。できればトランス脂肪酸は極力とらないようにしましょう。

過酸化脂質……揚げものや焼きものなどに含まれるもので、油が乾燥によって酸化した状態、いわゆる「錆びた油」です。身体にとってどんなに良い油でも、空気に触れ続けたり、じっくり熱を加えたりすることで過酸化脂質へと変化します。この油の成分によってつくられたホルモンや神経細胞は、潤滑油としての働きが失われ、細胞を劣化させていく原因になってしまいます。

油をとる際の対策として、次のようなことが有効です。

・揚げ油は繰り返し使わない。

・抗酸化作用の高いレモンやハーブなどをいっしょに献立にとり入れる。

・サプリメントで良質な善玉脂質（DHA／EPAなど）や抗酸化栄養素（ビタミンC、ビタミンEなど）をとる。

脳と腸を元気にする食材

食生活は、脳の働きに大きな影響を与えています。

「身体に良い食べ物」と「脳に良い食べ物」はイコールです。脳に栄養が不足すると記憶力や思考力が衰えます。脳のエネルギー源となるのはブドウ糖ですが、それ以外にビタミン、ミネラルや酵素、ホルモンなどが不可欠です。脳にとって良質な栄養を食品からとりたいものです。

古来広く食べられていて、脳に良いとされている食品は、「**マゴワヤサシイコ**（孫は優しい子）」と覚えているとよいでしょう。

マ　豆・大豆製品（納豆、豆腐、みそ、豆乳、きな粉など）
ゴ　ゴマ
ワ　ワカメ（コンブ、メカブ、モズクなどの海藻類）
ヤ　野菜類

サ　魚類（魚・貝類）

シ　シイタケ（エノキ、シメジ、マイタケなどキノコ類全般）

イ　イモ類（サツマイモ、ジャガイモ、長イモ、里イモなど）

コ　米（発芽玄米）

豆・大豆製品……大豆に含まれるレシチンは、私たちが生きていくために必須の栄養素で「**生命の基礎物質**」ともいわれています。脂肪を乳化させる働きがあり、神経組織の情報伝達をスムーズにし、必要な栄養を細胞内にとり込み、不要な成分を排出します。また大豆にはタンパク質、マグネシウムも豊富です。

ゴマ……ビタミンE、セサミン、レシチンが豊富に含まれていて、抗酸化作用を担います。アルツハイマー型認知症や脳梗塞の予防に効果があります。すりゴマを食卓に常備し、どんな料理にもひと振りするとよいでしょう。

ワカメ……海藻類には、カルシウム、カリウム、マグネシウムといったミネラルや鉄分、繊維質が豊富です。

野菜類……ビタミン、ミネラル、食物繊維、抗酸化栄養素が豊富に含まれ、脳の活性化に不可欠です。旬のものを1日350グラム以上とることを心がけましょう。3分の1以上は緑黄色野菜が理想です。できれば農薬などに汚染されていないものを選ぶようにしましょう。

魚類……イワシ、サンマ、サバ、アジなどの青魚に含まれるDHAやEPAは血液を正常にしたり、神経細胞を活性化して脳内の情報伝達をうながします。DHAやEPAをとる料理法としては、刺身が最適です。

シイタケ……シイタケを代表とするキノコ類には、神経伝達物質であるアミノ酸（グルタミン酸）が豊富に含まれています。ビタミンB_1、ビタミンDも豊富。

イモ類……糖質や食物繊維ばかりではなく、タンパク質、カリウム、ビタミンB・C・Dも豊富です。

米（発芽玄米）……GABAが豊富です。

脳を活性化する食品の成分

食品	豊富に含まれる成分
大豆	レシチン・ホスファチジルセリン・コリン
ゴマ	レシチン・ビタミンE・不飽和脂肪酸
青背の魚	DHA・EPA・ペプチド・CoQ10・レシチン
鮭	DHA・EPA・アスタキサンチン・アミノ酸・レシチン
バナナ	セロトニン・トリプトファン・ドーパミン・ブドウ糖
卵黄	ビタミンB群・レシチン
卵白	ムチン・ビオチン
ウナギ	不飽和脂肪酸・ビタミンE・アミノ酸・乳酸
ヨーグルト	トリプトファン・アミノ酸・乳酸
ホウレン草	αリポ酸・βカロチン・ビタミンC・ケルセチン
トマト	リコピン・βカロチン・ビタミンC
納豆	グルタミン酸・レシチン・サポニン・アミノ酸・コリン
ピーナツ	レシチン・βカロチン・ビタミンC・ケルセチン
豆腐・豆乳	レシチン・ビタミンB群・カルシウム

これらを基本として、さらに毎日食べたい食材は次のとおりです。

卵……豊富なレシチン、タンパク質（アミノ酸）を含んでいます。1日に1～2個（コレステロール値が高い人は1個程度）がおすすめです。

発酵食品……大豆製品でもある納豆、みそのほか、ぬか漬けや麹《こうじ》など。

種実類《しゅじつるい》……アーモンド、クルミなどの種実類には、細胞膜の酸化を防いでくれるビタミンEなどの抗酸化栄養素が豊富に含まれているうえ、日常の食事にとり入れやすい食材です。刻んでサラダや納豆に和《あ》えてもいいでしょう。

そば、穀類……そばにはタンパク質、糖質、ミネラル（カリウム、リン、亜鉛、鉄など）、ビタミンB群、食物繊維が豊富。とくにビタミンB群は、脳にとって必須の栄養素です。また、食物繊維の多い食品は、腸内の善玉菌を増やします。ごはん（米飯）には必須アミノ酸が豊富に含まれています。白米を玄米に替えるとさらにGABA（ガンマアミノ酪酸＝アミノ酸の一種で神経伝達物質として機能する）が摂取でき、脳の活力が増します。

果実ジュース・野菜ジュース……市販のジュース類は極力避けて、自宅でジューサーなどを使ってつくりましょう。市販のものにはほとんど酵素が入っていません。

バナナ……安くてすぐ食べられる「甘いもの」であり、マグネシウム、セロトニン、カリウム、カルシウム、鉄分、マンガン、銅、カロテン、ビタミンC、パントテン酸、葉酸、ビタミンB群、トリプトファンなどが含まれる、栄養面でも優秀な果物です。

バナナ以外でトリプトファンの多い食材としては、カツオ、シイタケ、コンブ、いりこ（煮干し）、ナッツがあげられます。頭文字をとって「かしこいな」と覚えてください。

逆に、できるだけ控えたい食品が、乳製品、とくに牛乳です。料理で使うくらいにとどめ、カルシウムの補給には煮干し、海藻、小松菜、カブ、切り干し大根を食べましょう。

また小麦食品も要注意です。欧米ではパンのなかに含まれているグルテンというタンパク質が良くないとして、グルテンフリー食品やグルテン専用の消化酵素（サプリメント）まで売り出され、極力グルテンを体内に残さないようにしているのです。

おすすめ健康メニュー

忙しい現代人は、つい朝食を抜いてしまいがちですが、朝食はこれから始まる1日の活力源、エネルギーになるものですから、少量でも食べる習慣をつけましょう。伝統的な「日本の朝食」に勝る朝食は、世界を見まわしても少ないでしょう。認知症予防・脳の活性化と身体にも理想的です。

「朝からそんなに用意できない」「食べられない」という人におすすめなのは、とても簡単で栄養的に優れた「卵かけご飯」です。バナナと豆乳でつくったジュースだけでもＯＫ。30秒ででき、朝が忙しい人でも超簡単に栄養がとれます。

理想的な朝食……玄米ごはん、みそ汁（具は豆腐、ワカメ、キノコ類）、納豆（生卵、たたいた梅干しや細ネギ、玉ネギを刻んで入れる）、魚、のり、漬け物、少量のフルーツ。

理想的な昼食……仕事のある人ならバランスのとれた手づくり弁当が理想的ですが、外食するのであれば日本そば。焼き魚やお刺身にごはんとみそ汁といった、和食の定食も健康的。納豆と卵を朝食で食べそこねた人は、ぜひ昼食で。

理想的な夕食……野菜、魚介類、大豆食品（豆腐や納豆など）を中心にしたメニューで、ピーナツ（マメ科の穀類）や果物を食後に添える。ヒジキ、茶碗蒸し、ぬか漬けなどもおすすめ。ごはんは玄米や発芽玄米を。

「日本人が長寿なのはお昼におそばを食べるから」といっても過言ではありません。栄養バランスが良く、低カロリーでコレステロールが含まれないのも、血管・内臓・脳にとっても有益です。添加物の多いコンビニ弁当やファストフードなどはできるだけ避けましょう。

夕食は「腹七分目」くらいに。胃腸への負担を少なくして、水分を十分にとるようにしましょう。添加物の多いフリーズドライや真空パックの白米はＮＧ。ただし、自宅で炊いたごはんを冷凍し、電子レンジで温めて食べるくらいであればＯＫ。多少、栄養素は破壊されてしまいますが、添加物を口に入れるよりはよいでしょう。

健康に良い簡単メニューの具体的なレシピを紹介しましょう。

［レシピ①］**納豆チャーハン**

発芽玄米を混ぜたごはんで、納豆や刻んだパプリカ、ネギなどを加え、オリーブオイルで炒めて塩・こしょう、しょうゆで味つけします。

［レシピ②］**アボカドと納豆の月見ごはん**

ごはんの上にアボカド（約１センチ角）、納豆、卵、きざみのりを盛りつけます。

［レシピ③］**海鮮と納豆の月見ごはん**

ごはんの上に赤身魚やしらす、納豆、卵、きざみのりをトッピングします。アボカドと納豆の月見ごはんのように、アボカドを合わせても可。

［レシピ④］**具だくさんの一人鍋**

小さな鍋に水を入れて、キャベツでも何でも葉野菜をちぎって入れ、豆腐を加えます。だしは天然だしで。

［レシピ⑤］**イタリアン冷ややっこ**

豆腐の上に刻んだトマト、アボカドをのせて、レモンとしょうゆ、オリーブオイルで味つけします。きざみのりや鰹節をトッピングしても可。

［レシピ⑥］**ガレット**

豆乳で溶いたそば粉（そばアレルギーなら米粉）をオリーブオイルで焼いたものにバナナなどを包んでメープルシロップをかけます。

［レシピ⑦］**バナナと豆乳のジュース**

バナナ1本、無調整豆乳コップ1杯、黒ゴマときな粉を合わせて大さじ1杯程度、生卵1個をジューサーに入れて混ぜ合わせます。甘味がほしいときは、白砂糖ではなくオリゴ糖やメープルシロップを足しましょう。

乳酸菌生産物質（バイオジェニックス）の驚異！

正しい食生活をし、腸が適切に機能していれば、神経伝達物質が不足することはありません。ですから、腸の免疫機能を高めるためにも、腸内環境を整えることの大切さがわかります。そして、腸の免疫機能を促進させるのが、腸内細菌です。

ところが、現代人はこの腸内細菌が不足していたり、不活性状のものが多かったりして、本来の機能を果たせずさまざまな病気を喚起しています。異常に増え続ける精神障害や生活習慣病、認知症までが、腸内細菌の不足によるものであることが最近わかってきました。

これは驚くべき事実であり、「乳酸菌生産物質」（バイオジェニックス）のようなサプリメントをとることにより、なかなか改善しなかった、これらの病が実に見事に改善する事実を、当クリニックでは確認しています。

バイオジェニックスとは、乳酸菌すなわち善玉菌によって作られるもので、腸内フローラを介することなく、整腸作用、疾病予防にも作用する物質です。普通の「乳酸菌」には、このような能力はありません。それらを摂取しても、胃のなかの胃酸によって85パーセント以上の乳酸菌が死滅してしまうからです。また、腸内細菌は善玉菌、悪玉菌、日和見菌など、約２００種類、１００兆個以上の腸内細菌がおり、体内に不要と思われる栄養分や異物などは腸の上皮細胞からはとり込まれず、体外に排出します。さらに、細菌やウイルスなどの外敵（非自己）から身を護るために免疫システムが備わっているのです。

乳酸菌生産物質は、有害物質の解毒作用もあることから、日常的にしっかりとっていると、腸内細菌のバランスが自然と整い、便も臭くなく、臭いおならも出なくなります。

糖鎖は細胞膜の司令塔（アンテナ）

「糖」という言葉から誰もが思い浮かべるのは、甘い「砂糖」でしょう。しかし、「糖鎖」はこれに似て非なるものです。

砂糖はブドウ糖と果糖が結びついてできたものですが、糖鎖は8種類の単糖が鎖状に連なってできています。私たちの身体を構築している細胞は、約60兆個もありますが、その細胞の膜の外側に産毛のような状態でびっしりとくっついているのが糖鎖です。途中でいくつにも枝分かれしており、その根っこは細胞膜に埋め込まれ、タンパク質や脂質と結びついています。

8種類の単糖のうち、一般に食事でとれるのは、炭水化物（糖質）からグルコース（ブドウ糖）と乳製品からガラクトース（乳糖）です。しかし、そのほかの6種類の単糖は日常の食生活のなかからとるのはたいへん困難です。本来この6種類の単糖はグルコースをもとにして肝臓でつくられるのですが、現代人の肝臓は食品添加物やストレスによって機能が低下しているため、糖鎖が不足してしまうのです。

糖鎖としての栄養素を充分にとるには、濃縮された糖鎖栄養素を摂取する方法がもっとも効率的で確実であるといえます。

糖鎖は、細胞膜の表面でさまざまな情報をキャッチするアンテナのような役割を担っており、その先端が触れることでさまざまな情報を細胞内にとり込みます。**異物や細菌の認識、ウイルスの識別、細胞間の情報の伝達、細胞同士の認識、ホルモンの作用、免疫反応、**

８種類の糖鎖（単糖）

単糖名	含有する食材	食事からの摂取
グルコース（Glc）	ほとんどの植物・穀物、キノコ、コロイド天然水など	○
ガラクトース（Gal）	ツバメの巣、乳製品、キノコ、増粘剤（カラギーナン）など	○
マンノース（Man）	ツバメの巣、キノコ、アロエ、サボテン、コロイド天然水、コンニャクなど	△
フコース（Fuc）	ツバメの巣、藻類（とくにモズクやひじき）、亜麻など	△
キシロース（Xy）	穀物や植物の皮、キノコ、コロイド天然水、メープルシロップなど	△
N-アセチルグルコサミン（GlcNAc）	ツバメの巣、甲殻類の甲羅（カニ・エビ）など	×
N-アセルガラクトサミン（GalNAc）	ツバメの巣、キノコ、鮫軟骨、牛乳、ムコ多糖体など	×
N-アセチルノイラミン酸（NANA）	ツバメの巣、母乳、ホエイたんぱくなど	×

○：食事から十分摂れる
△：食事から少し摂れる
×：食事からほとんど 摂れない

糖鎖は細胞膜のアンテナ

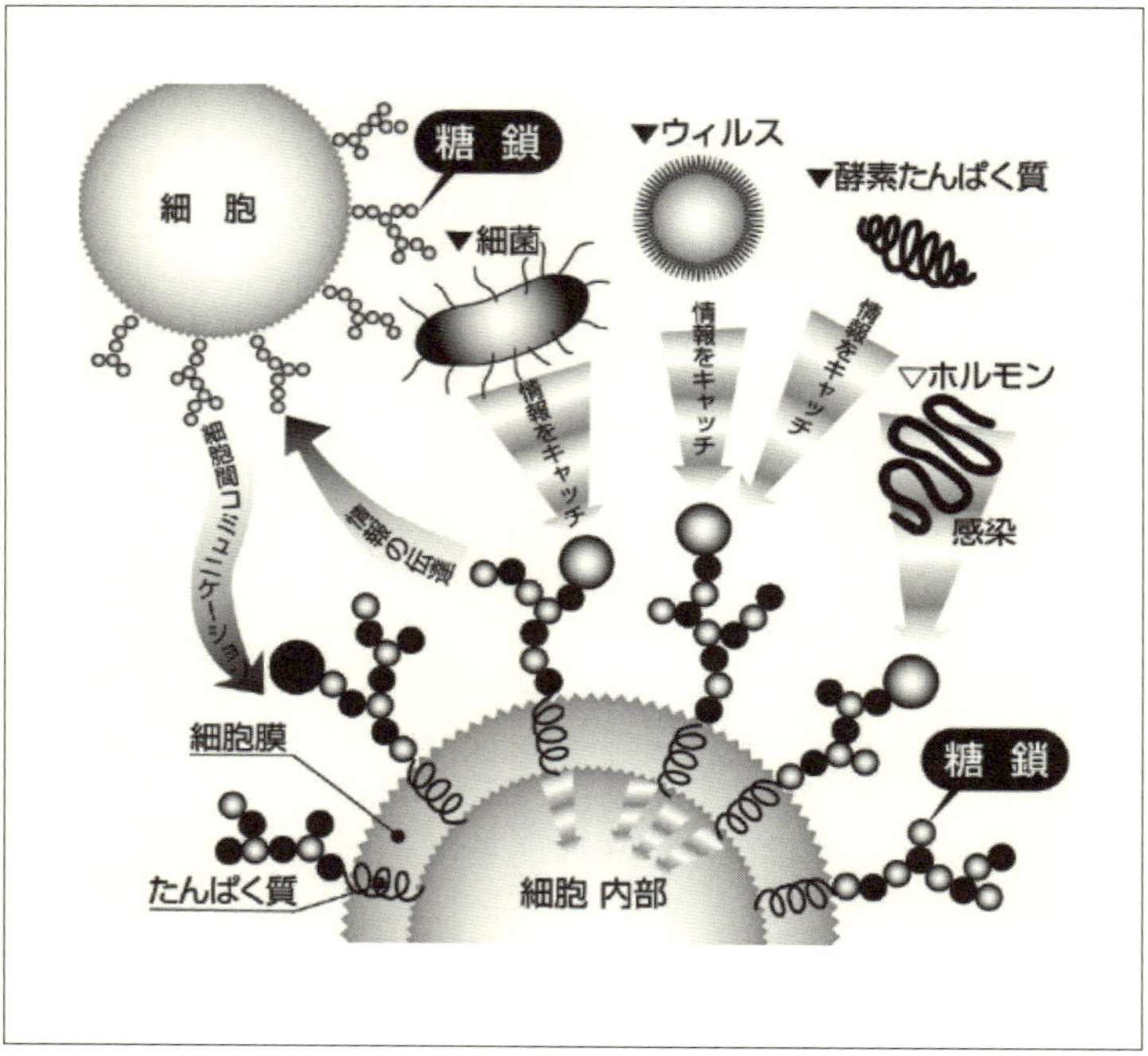

異物の排除など、生命機能のカギともいうべき重要な働きをしています。卵子や精子が出会う受精の場面でも深い関わりがあり、「ＡＢＯ式血液型」も赤血球表面の糖鎖の形によって分類されることがわかっています。

身体のさまざまな器官を正常に保つため、糖鎖は重要な役割をもちますが、脳を元気にし、脳の神経細胞を活発に機能させるためにも必要です。ヒトの脳では数千億個の神経細胞が神経回路を形成してさまざまな情報を処理しています。この情報は神経細胞（組織）のなかを電気信号（インパルス）として伝達されますが、神経細胞だけでは情報の伝達速度が遅くなります。そこで、神経細胞にはオリゴデンドロサイトというグリア細胞の一種がきつく巻きついて絶縁体をつくり、情報の伝達を高速化しています。この構造を神経組織の「髄鞘《ずいしょう》」といいます。

糖鎖がないとオリゴデンドロサイトがしっかり巻きつくことができないため、絶縁体がうまく機能せず、生理機能もうまく働かないため、さまざまな病気を誘発することになります。糖鎖が関わることで情報の伝達は容易になり、かつ速《すみ》やかになるのです。

さらに、免疫細胞である白血球は、血管壁の表面にある糖鎖をいちいち確認しながら血管内のパトロールを続け、糖鎖に何らかの異常があることを察知するや否や免疫細胞を召集したり、侵入した外敵を攻撃したりします。このように、私たちが健康を維持するためにも、糖鎖のもつ役割は大変重要です。

【糖鎖の4大機能】

① 外部のストレスから身体を防御する自己制御機能（神経系・ホルモン系・免疫系）を促進する。ストレスなどが原因で神経細胞やホルモンのバランスが崩れても、糖鎖が正常に働いていると、すぐにバランスを取り戻して正常な精神状態となり、健康体が維持できる。

② 自己と非自己（異物）を見分ける自己認識能力（免疫系）を高める。免疫力は病気のもとになる細菌、ウイルスなどが身体に入り込むのを防ぎ、身体に侵入した細菌、ウイルスと戦って退治したり、身体に必要のない細胞やがん細胞を取り除いたりする。

③ 傷口をきれいに修復する自己再生・自己修復機能を促進する。切り傷や手術後の傷口に新しい細胞をつくり、細胞と細胞をつなぎ合わせる。

④ 右記3つを交互に働かせて総合的に促進し、身体全体の健康を守る働きをする。

現代人には糖鎖が必要量の40パーセント以上も不足している

ひとつの細胞に平均して約7万～10万個あるといわれている糖鎖ですが、現代人の多くは4万個、あるいはそれ以下しかないといわれています。

糖鎖は細胞と細胞の間で情報の交換と伝達を担います。糖鎖が不足すると細菌やウイルスの侵入を速やかにキャッチしたり、正しい情報を伝達したりすることができなくなり、免疫細胞の防御や攻撃機能にも支障をきたし、諸病を誘発してしまうのではないかといわれています。もう少し極端にいえば、健康を維持できるか否かは、人間の身体を構築する60兆個のすべての細胞膜の表面に糖鎖が十分存在して、正常に機能しているか否かであるといえます。

また、生活習慣病のほとんどは、各細胞の糖鎖が著しく減少することによって引き起こされ、結果として次頁の表のような症状が起きやすくなるのです。

現代人に糖鎖の量が異常に少ない原因は、糖鎖の栄養素となる農作物や果物などに農薬が含まれていたり、促成栽培などによって充分に熟しきれないうちに収穫されたりするこ

【糖鎖の減少により起こる症状】

- 認知症
- 喘息になりやすくなる
- 口唇潰瘍
- アレルギー性気管支炎
- がんになりやすくなる
- 糖尿病
- 慢性疲労症候群
- カンジダ菌
- 潰瘍
- ホルモン代謝機能の低下
- ＡＤＨＤ（注意欠陥多動性障害）
- 自己免疫疾患
- ＬＤ（学習障害）
- 慢性の関節リウマチ
- 単純疱疹
- 関節炎
- 褥瘡
- 細菌感染
- 耳の感染症
- 潰瘍性大腸炎
- コクサッキーウイルス
- 成長障害
- 持久力の低下
- 免疫機能の低下
- 歯周病
- アレルギー性皮膚炎
- 骨関節症
- 多発性硬化症
- インフルエンザ
- ＨＩＶ（ＡＩＤＳ）
- 尿路感染症
- ヘルペス
- 胃腸障害
- 心臓病

とによって栄養素が不足しているからだと考えられます。スーパーなどの店頭に並べられている農作物や果物類は、見た目を良くするために十分な熟成を待たずに収穫されたものや、農薬が使われたものが多くあります。

また私たちが日常的に摂取している加工食品には防腐剤や着色料など、数多くの食品添加物が使われていますが、そのほとんどが化学物質です。これらの化学物質が胃や腸などの臓器や、器官内の細胞の糖鎖を侵害し、本来の働きを阻害しているからです。現代人は食品添加物の摂取を余儀なくされ、さらに薬漬けになっている人が多いことも、糖鎖不足の原因と考えられています。

生命維持の基礎栄養素・リン脂質（レシチン）

五大栄養素のひとつである脂質のなかでも生命維持には欠かすことのできないものが、神経伝達物質アセチルコリンの材料となるリン脂質（レシチン）です。人間の体内にある約60兆個の細胞の膜の45〜50パーセントが、レシチンで構成されていることがわかっています。また、血管壁細胞の90パーセント、肝細胞内の脂肪分の75パーセント、脳細胞の30パーセントもレシチンです。

細胞膜内のレシチンの役割は次のとおりです。

レシチンの役割……電子伝達機能、情報伝達機能、エネルギー生成機能、栄養代謝、ホルモン代謝、脂質代謝、糖質代謝、薬物代謝、水分代謝、細胞内呼吸代謝、膜界面における透過の活性化

現代の脳科学では、記憶の中枢は側頭葉《そくとうよう》にあると考えられています。そのなかの海馬の異常が認知症の因子を握っている、ということが最近の研究で明らかになりました。

老化によるもの忘れはもちろん、アルツハイマー型認知症患者の脳を断層撮影してみると、例外なく海馬の神経細胞が著しく萎縮していることも確認されています。

神経細胞の萎縮が進行するのは、①脳に乳酸がたまる、②脳内のレシチンが半分以下になってしまうからです。そしてこれらの現象は、その人がそれまで続けてきた食生活と大きな関係があります。

たとえば、薬物や食品添加物などの化学物質、タバコの煙、アルコールなどは脳のバリア（血液脳関門）の役割を果たす細胞を突破して直接脳に入り込み、細胞を破壊していくと前に述べました。

これらの影響で脳内の乳酸が蓄積し、脳の栄養素であるレシチンが減っていくわけです。ですから、脳の乳酸の蓄積をとめ、レシチン成分を増やせば、海馬の萎縮は食い止められて、認知症は改善するということになります。

レシチンは、もともと自然界におけるすべての動植物の生体膜に含まれている主要な成分です。多くの食品に含まれていますが、とくに含有量が多い食品として、その名前の由来となった卵（卵黄）と大豆があげられます。

１８４４年に、フランスのゴブリーという学者が、窒素とリンを含んでいる脂肪を卵黄から分離することに成功しました。ゴブリーは、これをギリシャ語で「Lecithos」（レシトス＝卵黄）と命名しました。これが今日の英語でいうLecithin（レシチン）の由来です。

つまり、卵の黄身には豊富なレシチンが含まれているのです。

大豆レシチンは、大豆の加工工場における大豆油の製造工程のうち圧搾・溶媒抽出工程で偶然発見されたといわれています。具体的には、1930年ごろ、ドイツおよび中国東北部で、大豆加工用の圧搾・溶媒抽出装置の初の建造に際して、最初に抽出された油分を遠心分離機にかけ、それによって得られた水和物を真空乾燥し、これを大豆レシチンと名づけたそうです。大豆レシチンは発見当初、治療のための用途が見いだされず、単に強壮剤(男性のセックス補助剤)として使用されていたと伝えられています。その後、「高脂血症」の医薬品として認可され、欧米各国および日本で市場に出まわるようになりました。

特性として、動物由来の卵黄レシチンはその構成として飽和脂肪酸をより多く含み、植物由来の大豆レシチンは不飽和脂肪酸をより多く含んでいます。不飽和脂肪酸をより多く含む大豆レシチンには、血中の脂質を調整することが期待できます。基本的には大豆レシチン、卵黄レシチンのどちらも、血液循環や脳機能の改善にはきわめて有効であるといえます。

実は、産まれたばかりの赤ちゃんが呼吸困難に陥るのも、レシチンの欠乏が一因であることが確認されています。これは、赤ちゃんの肺臓の内側の層にあるレシチン成分の量が少ないことにより起こる症状で、胎児の流産、死産、早産の危険性が高くなります。

レシチンが新生児の肺のなかにたくさんあれば呼吸困難に陥ることはほとんどないということは、１９７２年、英国の有名な医学雑誌『ランセット』のなかで、ウエルシュ国立医科大学のS．G．バーグワナニ博士とその医学者グループによっても証明されています。

新生児の呼吸困難を予防するために、妊婦の胎内の羊水を一滴抽出して、レシチンの含有量を調べることがあります。胎児のレシチン不足は、母親となる妊婦のレシチン不足によるものです。胎児は母親の都合におかまいなく、自分自身にとって必要な栄養分はヘソの緒を通じて、一方的にどんどん吸収してしまいます（胎児の脳内神経組織もその90パーセントはレシチンです）。そのため産後、母親の体内（胎内）がレシチン不足になることがあるのです。産後の肥立ちが悪くなり、妊婦が精神的に不安定になるのは、このことにも原因があります。

米国の産婦人科医は、妊婦にレシチンの摂取をすすめているケースが多いといいます。

細胞膜栄養療法の真実

1972年、世界で最大級の出版部数を誇る米国の健康雑誌『Prevention』の1月号の冒頭で、ブルーノ・マーコ博士は〝Lecithin：The Difference Between Breath and Death.〟と断言しました。日本語に訳すと「**レシチンとは、生か死か、二者択一を決定づける物質である**」という内容です。

当時、米国に滞在中の私（神津）は、これを読み、早速レシチンを日本に輸入できないかと考えたのです。当時、日本ではレシチン（顆粒タイプ）はコレステロールの薬として販売されていました。

大豆レシチンが、サプリメントとして日本で初めて販売できるようになったのは、1975年に私が厚生省（現厚生労働省）に健康食品として申請し、認可を受けたのが始まりです。

私は1982年に毎日新聞社より日本で初めてのレシチンに関する書籍『驚異の頭脳食品〝レシチン〟』を出版しました。以来、20冊以上の関連書籍を出版しましたが、こうした活動が今日のレシチン普及につながったと思っています。

１９９６年にドイツ、アメリカ、日本の共同研究により従来の高分子（分子量＝１０００）を低分子化（分子量＝５００～３００）した低分子レシチン（リゾレシチン）が開発されました。特殊な乳化剤として化粧品の材料にも使われるようになりましたが、コストが高いため、健康食品として応用されるケースはほとんどありませんでした。

そして１９９８年、私は、従来の高分子のレシチンを酵素により加水分解し、脂肪酸を取り除いたオイル状の低分子レシチンにして、栄養価を高め、相乗効果を出すためにいくつかの特殊栄養素とビタミン類を加えたものを開発しました。それがＫ（神津《こうづ》）・リゾレシチンです。

おいしく、食べやすくするためにグミ状やゼリータイプにしたことにより、従来のレシチンよりはるかに効果があるという評判を得ました。低分子であることから「血液脳関門」や体内に吸収されやすく、また複合栄養素を加えたことにより栄養価が高まり、相乗効果が期待できるようになりました。

ちなみに公益財団法人 日本健康・栄養食品協会による大豆レシチンの定義は「リン脂

質を50パーセン以上含有し、大豆由来以外の成分を含有しないもの」ですが、K・リゾレシチンはリン脂質がわずか10パーセント前後であるにもかかわらず、リン脂質を90パーセント以上含有する純度の高い従来のレシチンよりも10数倍も有効性が高くなったのです。

私たちは純度の高いものほど有効性が高く、身体にも良いと考えがちです。しかし、純酸素（酸素１００パーセント）をとり続けると死を招くように、精度や純度を高めるとかえって身体にとって毒物となることがあります。身体に良いとされる栄養素も精度や純度を高めることにより単体化され、薬物（化学物質）に近づくことになります。

レシチンも本当は大豆そのものでとったほうがいいのですが、それには毎日大豆をバケツ１杯分も食べなければなりません。これは生理的にも物理的にも不可能でしょう。ですから、従来のレシチンより、体内に吸収しやすい低分子にしたリゾレシチンにさらに複合栄養素を融合させたK・リゾレシチンのほうが効果的なのです。

K・リゾレシチンを摂取すると、ほとんどの患者さんにおいて症状の改善や回復がみられます。認知症になる人は脳内組織の神経伝達物質アセチルコリンが不足していることがわかっているのですから、化学物質の含まれていない栄養素（K・リゾレシチン）を摂取すればよいだけのことです。

K・リゾレシチンはアセチルコリンの前駆体物質で、主成分は大豆から抽出したものです。低分子で脂溶性でもあるので、「血液脳関門」を透過して脳には10～15分で届き、数時間にわたって、脳が落ち着いているときにあらわれる脳波・α波が増えることがわかりました。これは、元産業医科大学医学部の菅野久信名誉教授の臨床実験によって立証されています。脳内組織が大幅に改善され、精神障害や認知症をはじめ、さらに多くの難病が次々と改善することが判明したのは、今まで想像もしていなかったことです。

また、米国マサチューセッツ工科大学の特別研究チームによって、脳内ホルモンのドーパミンもK・リゾレシチン摂取後10～15分でレセプターにしっかり集積されていたことが確認されています。

また、医薬品でもある従来の顆粒レシチン（純度98パーセント）と低分子レシチン（純度98パーセント）、さらに私が開発した低分子のK・リゾレシチン（純度約10パーセント）の3つに対する「生体反応分析比較試験」においては、細胞内への吸収率、進入率、ホルモン反応率が5段階評価（A～E）で、K・リゾレシチンはほとんどがAという驚くべき結果が、マサチューセッツ工科大学の特別研究チームによって報告されています。

それだけではなく、鈴鹿医療科学大学大学院の研究グループが行ったK・リゾレシチンの実験においても、K・リゾレシチンをとると、脳内ホルモンの調整役で脳を落ち着かせるセロトニンや、脳に幸福感を与えるβエンドルフィンなどが増えることが確認されました。

K・リゾレシチンはすでに脳にいい食品として定評があり、従来のレシチンとはまさに「似て非なるもの」です。もちろん有効性も段違いで、内科や心療内科の医療現場において、なくてはならないものになっています。

当クリニックでは、食事指導だけではなく、精神疾患や認知症に悩むほとんどの患者さんの治療にK・リゾレシチンを採り入れ、実際に多くの方が改善に至っています。このほかにも、口コミなどからレシチンのことを知った多くの方がK・リゾレシチンを取り寄せて摂取し、その効果を実感しています。

K・リゾレシチンを摂取すると、ほとんどの人が、わずか15分くらいで気分が明るくなり、脳がすっきりした感じになったり、落ち着きが出てくることを体感するはずです。

納豆、豆腐、みそ、豆乳などはとても良い食材ですが、大豆食品のほとんどは加熱してあります。脳機能に有効なレシチン成分は、摂氏60度を超える加熱で有効成分が大幅に減ってしまいます。加熱で奪われてしまう有効な栄養素を補うには、Ｋ・リゾレシチンの活用が有効です。

レシチンを食べて何となく違和感（反応現象）のある人には、少しずつ慣らしていくことをおすすめしています。慣らしていくうちに細胞が受け入れやすくなり、症状が改善されます。薬剤による副作用とは、体細胞が受けつけないから起こる反応で、「反応現象」

【Ｋ・リゾレシチンの特長】

・血液脳関門をすばやく通過する（摂取後、10～15分）
・細胞内への吸収力に優れている
・脳神経細胞を活性化する
・細胞の蘇生と再生力を高める
・脳内ホルモンの分泌を促進する
・栄養の吸収力を高める
・酵素の働きを活性化する
・血液循環を促進する
・ホルモンのバランスをとる
・即効性がある
・シナプスを増殖させる
・界面活性力を高める
・有害物質を排出する
・細胞内への酸素の吸収力を高める
・コレステロールや中性脂肪を抑制する
・精力を高める

とはまったく異なるものです。

レシチンのほかにも、患者さんの神経伝達物質を修復して健康な神経組織に戻し、組織の傷を癒すには、いくつかのビタミンやミネラル、神経伝達物質の原料となるペプチド、DHA／EPAやその他の栄養素も必要となります。さらに、レシチンとビタミンEをいっしょにとると、身体のなかの脂質の酸化を抑え、同時にレシチンの吸収力を高めてくれますので、たいへん効果的です。

良質な食事をとると同時に、効果的なサプリメントを活用するのが、細胞膜栄養療法です。ただし、私たちが主張している細胞膜栄養療法というのは、何でもサプリメントを活用すればいいというものではなく、すべての栄養の受け皿であり、代謝機能の根幹をなしている細胞膜のリン脂質（レシチン）を摂取してこそ、初めて確かな有効性が期待できるというものです。

K・リゾレシチンの摂取で脳内のアセチルコリンが増加し、脳神経細胞が活性化することから、認知症、精神疾患にK・リゾレシチンが有効であることは数多くの臨床試験や研究から実証されてきました。

とはいえ、食生活や栄養の過不足、生活習慣、年齢、職業、環境、遺伝性などにより精神疾患や認知症の進行には個体差があり、症状もさまざまです。軽症の認知症ならＫ・リゾレシチンだけでも十分回復が可能であると考えられますが、中症、重症の方の場合は、Ｋ・リゾレシチンといっしょに糖鎖栄養素を併用摂取することによって大きく改善・回復することも実証されてきました。Ｋ・リゾレシチンに糖鎖栄養素が加わることで、情報伝達が容易になるとともに、有効性もより速やかになります。

低分子のＫ・リゾレシチンは、糖鎖がキャッチした情報の善悪をすばやく識別し、糖鎖と組んで免疫細胞をはじめ全身の細胞に情報を伝達します。いわば細胞膜のレシチンと二人三脚になって相乗効果を高めるのです。Ｋ・リゾレシチンと糖鎖は情報を受け取るレセプター（受容体）の扉を開放し、情報を分析処理したのち、直ちに他の細胞に対して異物や細菌、ウイルスなどの侵入情報や健康を維持するための情報を伝達するわけです。

糖鎖の効果をより向上させるためにＫ・リゾレシチンは不可欠であり、このふたつが揃ってこそ、正しい情報が免疫細胞をはじめ全身のすべての細胞に伝達されるのです。

細胞膜のリン脂質が細胞に必要な栄養をとり込み、活性酸素や有害物質などを排除する代謝機能の根幹をなしているのです。

つまり、栄養をしっかりとったから、それがバランス良く細胞に吸収されているとは限らず、実は栄養の受け皿として、あるいはフィルターとしての役割を細胞膜が担っているのです。しかも、細胞膜の表面には糖鎖というアンテナがあり、これがあらゆる情報をキャッチして、免疫細胞はもとより全身の細胞に速やかに情報を流し、健康維持のための恒常性を確立しているのです。したがって、栄養をしっかりとってさえいれば良いというのは必ずしも正しい健康理論とはいえません。

これに対して細胞膜栄養療法というのは、細胞膜の構成成分であるリン脂質（K・リゾレシチン）と細胞の外側に位置している糖鎖をバランスよく摂り入れるもので、多くの精神障害や認知症の患者さんに摂取してもらったところ、ほとんどの患者さんに改善がみられたのです。

ただ、「K・リゾレシチン」や「糖鎖」は医薬品ではなく、栄養補助食品であるため、保険を適用することができず、それが患者さん側の負担になってしまうことが残念でなりません。

第4章
おもな精神疾患の特徴と改善法

子どもたちに今、何が起きているか

「発達障害者支援法」（2005年）が施行されてから、それまで心の病とは無縁だった多くの子どもたちが、ADHD（注意欠陥多動性障害）やLD（学習障害）、自閉症と診断されるようになってしまいました。

その診断基準の一例をあげると、「言葉につまったりする」「走り回ったり、高いところに登ったりする」「自分だけの知識世界がある」「ほかの子どもたちからいじめられることがある」などです。自分の子ども時代を思い出しても、これに該当しない友達を探すほうが難しいくらいではないでしょうか。しかし現実にこの項目に当てはまると、学校から精神科に行くようにすすめられてしまうのです。そして、向精神薬を服用せずに登校すると、学校側から登校することを拒否されるケースも多いようです。

2000年代の後半くらいから、世間の論調が「子どもにも、うつやパニック障害といった精神疾患がある」というふうに変わってきました。そして、子どもへの向精神薬の投与を躊躇《ちゅうちょ》しない医師が多くなっています。

それでも家族は基本的には「子どもに精神科の薬なんて……」と嫌がりますが、薬を投与しないと暴れたり物を投げたりして手がつけられないため「少しぐらいだったら」と、向精神薬を子どもに飲ませてしまうのです。その結果、常に眠くなって学校の成績が伸びなくなったり、女子の場合は月経が乱れるなどの副作用が起こります。

ナチュラルクリニック代々木では、薬ではなく、細胞に栄養を与える「細胞膜栄養療法」を行っています。すでに服用している薬を徐々に減らしつつ、同時に必要なサプリメントを与え、神経細胞の傷を癒すという治療法です。

思春期特有の病について

思春期を迎えるころに軽いうつなどを発症するケースは、珍しくありません。第二次性徴期にはホルモンの分泌が大きく変わり、自律神経に影響を及ぼしやすくなるためです。女子では、月経の際に激しい痛みをともなうことから、性ホルモンバランスを崩しやすい状態になることもあります。

脳の視床下部《ししょうかぶ》は、女性ホルモンを分泌させる司令塔の役割がありますが、同時に自律神経や感情をもコントロールしています。そのため、卵巣の未発達や機能低下などにより、ホルモン分泌が正常にいかない場合、視床下部は混乱して自律神経や感情をうまく制御できなくなります。これは、思春期や更年期に精神疾患を発症する原因のひとつと考えられています。

精神科の薬によって、コレステロールの代謝がうまくいかず、血糖値が上がり、太る傾向があります。それまでスリムだった女の子が、薬を飲んで半年後には見違えるほど太ってしまうこともあります。思春期はとくに見た目が気になる年齢ですから、太ったことが嫌で、あるいは太ったことでいじめられて不登校になる子どもたちも少なくありません。また、太ることを気にして拒食症になったり、ダイエットを始めたりするのも思春期です。

日本でうつ病がメガターゲット化されたいきさつ

近年、以前はなかった「新型うつ病」という言葉がメディアによって喧伝《けんでん》され、まるで

●新型うつ病とは

1．若年層に多く、全体に軽症で、訴える症状は軽症のうつ病とくらべて判断が難しい。

2．仕事では抑うつ的になる、あるいは仕事を回避する傾向がある。ところが余暇は楽しくすごせる。

3．仕事や学業上の困難をきっかけに発症する。

4．患者の病前性格として、成熟度が低く、規範や秩序、あるいは他者への配慮に乏しい。

新しい病気であるかのように世の中に認識されてしまいました。「新型うつ病」といわれているものは、日本うつ病学会では囲みのように定義しています。

本当のうつ病の人が「自分がすべて悪い」と思ってしまうのに対して、新型うつ病といわれる人は、まわりのせいにする傾向が強いのです。会社には行けなくても、家でゲームをしたり、テーマパークや海外旅行に行ったりするのは平気です。これでは病気とはいえません。昔であれば、「甘ったれるな」「怠けるな」と怒られるようなのが新型うつ病の正体です。

新型うつ病の人を「うつ病である」と診

断してしまったら、本当のうつ病の人も「面倒なことをしたくないだけじゃないのか」「遊びたいだけじゃないのか」といわれてしまいます。単なる無責任な怠け者と、真面目に一生懸命生きた結果、うつ病になってしまったがんばり屋さんとを一緒にするのは、非常に問題だといえないでしょうか。

このように、ちょっとしたことで精神病と診断してしまうため、いつまで経っても改善率は上がらず（それは当然です。病気ではないのですから、治ることもないのです）、薬の使用も増える一方なのです。

さすがにその状況をまずいと感じ始めた日本うつ病学会は、安易に新型うつ病と診断することを推奨しなくなりました。

うつ病、躁うつ病

うつ病は誰でもかかる可能性のある病気です。軽うつ症まで入れると、5人に4人はうつあるいは軽うつの経験があるといわれています。統合失調症と並ぶ二大精神疾患で、「病的な落ち込み」が特徴です。なりやすい人は、責任感が強く真面目なタイプです。

躁うつ病は、気分が高ぶる「躁」の状態と、落ち込む「うつ」の状態が交互にあらわれる病気で、双極性障害とも呼ばれます。

うつ病の症状には、精神症状と身体症状があります。

●精神症状……抑うつ気分、気分の日内変動（朝悪い）、悲哀、絶望感、不安、焦燥、苦悶《くもん》感、自殺企図《きと》、妄想《もうそう》（心気妄想、罪業妄想、微少妄想）など。

●身体症状……睡眠障害（早朝覚醒、寝つきの悪さ、あるいは過眠）、食欲不振、吐き気や腹痛といった消化器症状、全身倦怠《けんたい》感、疲労感、過呼吸、頻脈《ひんみゃく》、心悸亢進《しんきこうしん》など。頻尿、口渇《こうかつ》、発汗、めまい、便秘、月経不順などの自律神経や内分泌系の症状があらわれることもあります。

最初は不眠、食欲不振、だるく疲れやすいなどの症状があらわれ、うつ病とは思わずに内科を受診するケースが多くあります。内科で検査をしても身体的な異常が見つからず、悩んだすえ心療内科か精神科に診てもらうわけです。そこで「うつ病ですね。薬を飲めば落ち着きます」といわれ、「自分は精神障害らしい」と気づくのです。

それでも頭痛や肩こり、体の痛み、朝目覚めても体が重くて起き上がれないなどの身体症状があるため、「やはり内科的な病気では？」などと、不安が増します。このような身体症状を治療するためにさまざまな薬が投与されますが、それでもなかなか改善、回復しません。「うつは心の風邪」などという医者がいますが、そんな軽々しいものではないのです。風邪なら数日もあれば治りますが、うつは本来治りにくく、非常に慢性化しやすく、再発率の高い病気です。

【通常処方される薬】

主な抗うつ薬

・NaSSA：リフレックス、レメロン。
・SNRI：トレドミン、サインバルタ。
・SSRI：デプロメール、ルボックス、パキシル、ジェイゾロフト。
・四環系抗うつ薬：ルジオミール、テトラミド、テシプール。
・三環系抗うつ薬：アンプリット、アモキサン、プロチアデン、トフラニール、トリプタノール、スルモンチール、ノリトレン、アナフラニール。

・その他：レスリン、デジレル、ドグマチール。

【ナチュラルクリニック代々木の治療法】うつ病は、セロトニンをはじめとする脳内伝達物質の極端な減少、あるいはアンバランスによって発生するので、セロトニン、GABA、ノルアドレナリンといった脳内伝達物質の放出をうながし、またそれらのバランスをとっていくような細胞膜栄養療法を実施。

【ナチュラルクリニック代々木で処方するサプリメント】K・リゾレシチン、ナイアシン（ビタミンB_3）、ビタミンB複合体、GABA、トリプトファン、マルチビタミン、マルチミネラル、DHA／EPA、糖鎖《とうさ》、亜鉛、CoQ10、月見草オイルなど。

症例　うつ病（10歳代後半／高校生・女性）

【来院前】幼いころから動揺しやすい性格で、父親と祖母に対して親しみがもてず、月経前にはイライラと不安に襲われ、ひどい生理痛に毎回耐えていました。高校2年生のとき、とうとう電車に乗ることが怖くなり、不登校に。抱えているストレスを発散するためか、無意識に過食に走ってしまいました。やがてテレビを観ることさえ面倒くさくなり、ついにはリストカットをしたため、病院で薬物療法を行うことになりました。
薬物療法を始めてから、夜中の過食はなくなったものの、激しい頭痛、めまい、腹痛、気持ちの大きな浮き沈み、吐き気、臭いへの過剰反応、うつ、強烈な眠気などの副作用に苦しむようになりました。また、祖母の独り言にも過剰に反応し、独り言が始まるとイライラして自分で抑えようとしても、どうしようもなく怒りがこみあげてきました。

【服用していた薬】デプロメール、デパケン、ワイパックス。

【ナチュラルクリニック代々木がアドバイスした食生活と処方したサプリメント】①甘いもの（チョコレート、クッキー）、白砂糖を控える。②洋食を和食にして、玄米だけではなく野菜や海藻、魚をおかずにすることをすすめる。K・リゾレシチン、ビタミンB複合体、ナイアシンアミド、DHA／EPA、月見草オイルを処方。

【その後の経過】当クリニックで細胞膜栄養療法を始めた時点から、不眠はなくなり、過食もおさまっていたため、すぐに減薬をスタート。しかし睡眠時間帯は深夜3時〜正午までと生活のリズムの崩れがありました。食事の改善＋サプリメント摂取をきちんと実践したうえで、まず服用していたデプロメールをやめ、代わりにサプリメントを摂取しました。

おやつなどでどうしても甘いものが食べたいときには、バナナやふかしたさつまいも、クルミなど無添加のナッツや小魚を食べるようにアドバイスをしました。バナナには睡眠をうながすトリプトファンが豊富なため不眠症にも良いのです。

また、ジュースは糖分の多い１００％還元ジュースではなく、自分でつくるスムージーに切り替えるようにしました。甘いものは砂糖ではなく、糖鎖の多いメープルシロップ（楓《かえで》の樹液を濃縮したもの）やオリゴ糖などに替えました。１週間後のカウンセリングでは、気分や体調に変化はありませんでしたが、さらに1週間ほど経つと、急激な体調の変化がみられるようになりました。まず、頭痛とめまいが消え、テレビが観られるようになり、電車にも乗れるようになったのです。家事を手伝うこともできるようになり、自分でも調子がいいことに気づき、昼まで起きられなかったのに朝8時には起きられるようになりました。そこで、デパケンを抜き、さらにその10日後にワイパックスを抜くことに。

家族との会話ではまだイライラすることがときどきあるものの、確実にうつ症状は軽くなり、頭痛はほとんど起こらなくなっていました。

結局、わずか1カ月足らずで3種類の向精神薬とその副作用から解放されたのです。精神症状が軽くなるのと同時に、頭痛と生理痛もほとんどなくなり、少しずつ机に向かえるようになりました。冬休み明けの登校日には学校へ行くことに。不安な気持ちで当日を迎えたものの、クラスメイトがみんなやさしく彼女を迎え入れてくれたため、友達と一緒に過ごす楽しさを実感しました。

それからもストレスを感じると腹痛を起こすことがありましたが、そんなときはＤＶＤを見ながら踊っているうちに治ってしまうなど、ストレスと上手につきあう方法を覚えました。

薬をやめてからは集中力がかなり増し、勉強が楽しくなったといいます。親の期待する大学ではなく、自分が夢をかなえるための大学への入学をめざし、現在勉強中です。

症例　うつ病（38歳・男性）

【来院前】10年前、仕事上の人間関係のトラブルで不眠となり、精神科を受診したところ、うつ病と診断され、服薬を開始。もともと穏やかな性格だったのに、イライラが強く、暴力的な行動に出るようになってきました。薬をいろいろ替えてみたものの、一向に改善しませんでした。

【服用していた薬】ワイパックス、レンドルミン、ヒルナミン、サイレース、アモバン。

【ナチュラルクリニック代々木が処方したサプリメント】Ｋ・リゾレシチン、糖鎖、オメガ３、オリーブリーフ、ビタミンE、GABA、ビタミンB複合体、メラトニン、乳酸菌生産物質（バイオジェニックス）。

【その後の経過】　時間がかかってもいいから社会復帰したいと当クリニックを受診し、栄養療法を始めました。家族の協力もあり、食事の改善とサプリメント摂取をきちんと行った結果、1カ月で緊張やイライラがおさまり、性格も穏やかになり、別人になったようだと家族も話していました。約半年で断薬に成功。

現在、就職を視野に入れて資格取得に向けて励んでいます。

統合失調症

統合失調症の原因は、脳内のリン脂質が消耗し、逆に活性酸素がたまるなどして、脳内ホルモン（ドーパミン、セロトニン、アセチルコリンなど）が過剰または過少に分泌、アンバランスになることと考えられています。

うつ症状が高じてなるケース、過剰なストレスが重なってなるケース、パソコンなどの機器から受ける電磁波や有害な波動のストレスによるものなどがあります。これらのストレスによって、神経組織が傷を負ったり、瘦せ衰えたりして情報の伝達に支障をきたします。

主な症状は、連合弛緩《しかん》、感情鈍麻《どんま》、意欲減退、言語性幻覚《げんかく》（幻聴）、被害妄想、自我障害、興奮、昏迷《こんめい》などです。どの症状が顕著となるかは、病期によって異なります。一般的に、急性期には幻覚妄想状態や緊張病性興奮（もしくは昏迷）などの陽性症状が多くみられ、慢性期には意欲減退、あるいは無気力、無感動などの陰性症状のあらわれることが多くなります。

【通常処方される薬】

●定型向精神病薬

コントミン、ウインタミン、ヒルナミン、レボトミン、ロドピン、ニューレプチル、フルメジン、セレネース、インプロメンなど。

●非定型向精神病薬

・ＳＤＡ：リスパダール、ルーラン、ロナセン。

・ＭＡＲＴＡ：ジプレキサ、セロクエル。
・ＤＳＳ：エビリファイ。
【ナチュラルクリニック代々木の治療法】細胞膜栄養療法により、ドーパミンやセロトニンの過剰または過少分泌を補正しながら、ほかの脳内ホルモンとのバランスを図る。
【ナチュラルクリニック代々木で処方するサプリメント】Ｋ・リゾレシチン、ナイアシン（ビタミンＢ３）、ビタミンＢ複合体、ＧＡＢＡ、トリプトファン、マルチビタミン、マルチミネラル、ＤＨＡ／ＥＰＡ、糖鎖、亜鉛、ＣｏＱ10、月見草オイルなど。

症例　統合失調症（20歳代後半・男性）
【来院前】友人が１人もなく、独り言が多く、右目にチックの症状がありました。高校生のときに統合失調症を発症、自分の感情がコントロールできなくなって家のなかで暴れ回り、外にも聞こえるような大声を上げることもありました。そのような行動を自分自身で冷静に認識していながらも、抑えることができなかったといいます。学校の授業にもついていけなくなり、過去にいわれて傷つけられた言葉が幻聴となって聞こえてくるようになりました。

寝つきが悪く、悪夢をみることもあり、早朝に目が覚めてしまうため、睡眠不足の毎日でした。病院へ行くと措置《そち》入院（精神科保健指定医の判断で行われる強制入院）となり、そこで薬物治療を受けました。退院後も薬物療法は続いていました。

やがて高校を中退、数年間の薬物療法ののち、本人の希望により薬を断つことができました。しかし、ひどい幻聴と独り言、気分の激しい浮き沈みなど薬の離脱症状が続いていました。

【服用していた薬】リスパダール、ジプレキサ、コントミンなど。

【ナチュラルクリニック代々木がアドバイスした食生活と処方したサプリメント】①1日に10杯飲んでいたコーヒーと紅茶を、麦茶やミネラルウォーターなどに替える。②間食の白砂糖を使った甘い菓子やスナック菓子を避け、バナナなどの果物をとる。③できる限り和食にして、発芽玄米や野菜を多くとる。④牛乳の代わりに豆乳を飲むことをすすめる。K・リゾレシチン、糖鎖、ビタミンB複合体、DHA／EPA、ノーフラッシュナイアシン（ビタミンB_3）、GABA、CoQ10、亜鉛を処方。

【その後の経過】　当クリニックには2週間に1度のペースで来院。神経組織を修復するK・リゾレシチンなどのサプリメントの摂取、自律神経系を整えるためにウォーキングなどの有酸素運動を毎日するようにすすめました。イライラしたときは、まず水を飲み、それからバナナを食べるようにアドバイス。2カ月後には悪夢をみなくなり、熟睡できるようになりました。しかし幻聴はまだ聞こえていました。5カ月後、表情がかなり明るくなり、感情もコントロールできるようなって、大声を出したり暴れたりしなくなりました。幻聴はときどきあるものの、ほとんど気にならない程度に。以前は「友達が1人もいない」といっていましたが、カウンセリングではとても楽しそうに「先週、友達とお酒を飲みに行きました」と語るようになりました。

細胞膜栄養療法を始めて1年4カ月ほどが経過したころ、配送会社にアルバイトとして採用され、週3回、仕分けの仕事に従事。元来の優しく真面目な性格が職場で重宝がられ、人づきあいが苦手でずっと友達ができなかった彼ですが、職場でたくさんの友人に囲まれるようになりました。

その後、カウンセリングの必要もなくなり、サプリメントを数種類に減らしながら継続中。現在ではボランティア活動に積極的に参加し、全国を駆け回っているそうです。さらには経営コンサルティングの勉強を始め、英会話学校にも通い、世界中で活躍するという夢に向かって歩き続けています。

症例　統合失調症（42歳・女性）

【来院前】高校生のころから幻聴が聞こえるようになり病院を受診。統合失調症と診断されました。服薬をずっと続けてきましたが、回復せず、まわりの人を敵のように感じてしまい、外出もできませんでした。

【服用していた薬】インベガ、アキネトン、リスペリドン、ソラナックス、デパス。

【ナチュラルクリニック代々木が処方したサプリメント】Ｋ・リゾレシチン、ビタミンB複合体、ナイアシンアミド、オメガ3、Ｃマックス。

【その後の経過】家族と一緒に当クリニックに来院し、毛髪によるＰＲＡ検診を受けました。

食事の改善と足りない栄養素の補完をサプリメントで行ったところ、約1カ月後には外出できるようになり、よく眠れるようになりました。また長年苦しんでいたアレルギー症状がおさまったのです。3カ月後には幻聴がなくなり体調が回復、家事もできるようになりました。

不安神経症

強い不安、あるいは予期不安を特徴とする神経症です。

現在の診断名は「全般性不安障害」あるいは「パニック障害」となっています。

【通常処方される薬】

・抗不安薬：セルシン、セディールなど。

・抗うつ薬：デプロメール、パキシル、ジェイゾロフトなど。

【ナチュラルクリニック代々木の治療法】細胞膜栄養療法により、ノルアドレナリン（恐怖のホルモン）の過剰分泌を抑え、セロトニンの減少を防ぎながら、ほかの脳内ホルモン、神経伝達物質の調整を図る。

【ナチュラルクリニック代々木で処方するサプリメント】Ｋ・リゾレシチン、ビタミンＢ複合体、ＧＡＢＡ、トリプトファン、マルチビタミン、マルチミネラルなど。

パニック障害

強い不安感を主な症状とする精神疾患のひとつ。かつては恐慌性障害と呼ばれていましたが、1992年に世界保健機関（WHO）の国際疾病分類によって、独立した病名となりました。

主な症状は、不安発作（動悸・息切れなど）で、それを繰り返すうち、発作の出現そのものに恐怖を感じ、電車やバスなどに乗ることができなくなったり、外出を避けて家に引きこもったりします。

一過性のものもありますが、長期化して抑うつ気分や心気症を併発するケースもあります。

【通常処方される薬】

・抗不安薬：ソラナックスなど。

・抗うつ薬：パキシル、ジェイゾロフトなど。

【ナチュラルクリニック代々木の治療法】 パニック障害の治療は、細胞膜栄養療法を採り入れ、ノルアドレナリンの過剰分泌を抑え、セロトニンの減少を防ぎながら、ほかの脳内ホルモン、神経伝達物質の調整をとっていく。

【ナチュラルクリニック代々木で処方するサプリメント】K・リゾレシチン、GABA、トリプトファン、マルチビタミン、マルチミネラル、DHA／EPA、糖鎖、アスタキサンチンなど。

症例　うつ病、パニック障害（28歳・女性）

【来院前】会社で突然パニック発作が出現。緊張する場面などで動悸や発汗、息苦しさ、強い不安感に襲われるようになり、苦痛のため会社に行くのが怖くなってしまいました。また、自殺を考えるようになったため、精神科を受診。うつ病とパニック障害と診断されて服薬を始めましたが、パニックがおさまりませんでした。

【服用していた薬】パキシル、ソラナックス。

【ナチュラルクリニック代々木が処方したサプリメント】K・リゾレシチン、オメガ3、ビタミンB複合体、ビタミンC、ナイアシンアミド。

【その後の経過】栄養療法とサプリメント摂取を始め、減薬開始。約2カ月でパニックがなくなり、夜もぐっすり眠れるようになりましたが、東日本大震災の際、電車に閉じ込められるアクシデントがあり、パニック発作を再発。しかし薬は使わず、サプリメントを多めに摂取した結果、その後はパニックがなくなりました。最初に来院したときは外出が怖くて、家族に頼りっきりの状態でしたが、一人で電車にも乗れるようになり、家事もできるようになりました。現在は仕事に復帰し、緊張するシーンでも自信をもって乗り越えられるようになっています。

摂食障害（拒食症、過食症）

摂食障害は、神経性食欲不振症、神経性大食症、異食症、幼児期の反芻《はんすう》性障害などに分類されます。

特徴は次のとおりです。①標準体重の20パーセント以上痩せる。②食行動の異常（拒食、過食、かくれ食い）。③体重や体型についてのゆがんだ認識（体重増加に対する極端な恐怖など）。④発症年齢30歳以下が多い。⑤無月経をきたすことがある。⑥痩せの原因と考えられる器質性疾患がない。

【通常処方される薬】

抗うつ薬、抗不安薬、向精神病薬、睡眠薬を容態に合わせて処方。

●神経性食欲不振症

抗うつ薬、抗不安薬など。

●神経性過食症

ルボックス、デプロメール、パキシル、ジェイゾロフトなど。

【ナチュラルクリニック代々木の治療法】細胞膜栄養療法により、脳内ホルモンのバランスをとり、神経組織を正常化し、情報の伝達をスムーズにする。

【ナチュラルクリニック代々木で処方するサプリメント】Ｋ・リゾレシチン、ＧＡＢＡ、トリプトファン、マルチビタミン、マルチミネラル、ペプチン、糖鎖など。

対人恐怖症

人前に出ると赤面や表情のこわばり、ふるえなどの緊張症状が生じ、羞恥《しゅうち》の苦悶にとらわれ、人前に出ることを恐れる疾患です。

【通常処方される薬】

・SSRI：パキシル、デプロメール、ルボックスなど。

・抗不安薬：デパス、レキソタン、リボトリールなど。

・β遮断薬：インデラル、イノモテンス、カルビスケンなど。

【ナチュラルクリニック代々木の治療法】 細胞膜栄養療法により、脳内ホルモンのバランスをとり、脳神経の過剰な反応を抑える神経伝達物質を補完する。

【ナチュラルクリニック代々木で処方するサプリメント】 K・リゾレシチン、トリプトファン、GABA、DHA／EPAなど。

自律神経失調症

さまざまな身体的愁訴があるものの、器質的変化はなく、原因も不明です。症状は自覚的なものが多く、頭痛、めまい、疲労感、不眠、ふるえ、四肢冷感、発汗異常、動悸、息切れ、胸部圧迫感、胸痛、食欲不振、胃部膨満感《ぼうまんかん》、便秘、下痢など多彩。関連症例として、心臓神経症、胃腸神経症、呼吸神経症などがあります。

【通常処方される薬】
・自律神経調整薬：グランダキシン、ハイゼット。
・抗不安薬：〔弱〕コントール、リーゼ、セレナール、レスミット、セディール。
・抗不安薬：〔中〕ソラナックス、ホリゾン、エリスパン、メンドン、メイラックス、デパス、メレックス。
・抗不安薬：〔強〕ワイパックス、セニラン、レスタス。
・睡眠薬：マイスリー、アモバン、ハルシオン、レンドルミン、ロラメット、リスミー、ロヒプノール、エリミン、ベンザリン、ユーロジン、ドラール、ダルメート、ソメリン。

・抗うつ薬：ＮａＳＳＡ（リフレックスなど）、ＳＮＲＩ（トレドミンなど）、ＳＳＲＩ（デプロメールなど）、四環系抗うつ薬（ルジオミールなど）、三環系抗うつ薬（アンプリットなど）、その他（レスリンなど）。

【ナチュラルクリニック代々木の治療法】 細胞膜栄養療法により、自律神経の両輪となる交感神経と副交感神経のバランスを調整し、加えて性ホルモンを調整することによって、自律神経失調症の治療を図る。

【ナチュラルクリニック代々木で処方するサプリメント】 Ｋ・リゾレシチン、ビタミンＢ複合体、ＧＡＢＡ、トリプトファン、マルチビタミン、マルチミネラルなど。

睡眠障害

睡眠障害は、その障害の状態から、入眠障害、熟眠障害（浅眠・中途覚醒）、早期覚醒に分類されます。

不眠に対して過度の不安や恐怖をもっている場合が多く、実際に眠ろうとしても「眠れない」と訴える人が大勢います。ちょっとした音などでも覚醒しやすく、深く眠ったあとでも熟睡感のないことが特徴です。

【通常処方される薬】

●不眠症・睡眠薬……マイスリー、アモバン、ハルシオン、レンドルミン、ロラメット、リスミー、ロヒプノール、エリミン、ベンザリン、ユーロジン、ドラール、ダルメート、ソメリン。

●睡眠関連呼吸障害……肥満や呼吸器官の形状などさまざまな要因があるため、治療は原因によって異なる。

●過眠症……アンフェタミン、メチルフェニデート、モダフィニルなどの中枢神経刺激薬。

●概日リズム睡眠障害……メラトニン製剤、ビタミンB_{12}など。

●睡眠時随伴症……ベンゾジアゼピン系薬剤、非ベンゾジアゼピン系薬剤、抗うつ薬など。

●睡眠関連運動障害・むずむず脚症候群の場合……抗不安薬、抗うつ薬など。その他、症状による。

【ナチュラルクリニック代々木の治療法】細胞膜栄養療法により、神経組織を安定させる栄養を補充し、脳内ホルモンの調整を図る。
【ナチュラルクリニック代々木で処方するサプリメント】Ｋ・リゾレシチン、ＧＡＢＡ、メラトニン、トリプトファン、マルチミネラル、糖鎖、アスタキサンチンなど。

症例　うつ病、不眠症（32歳・女性）

【来院前】来院時、不眠の主訴が強く、睡眠薬や安定剤を多用していましたが、薬が効かない状態でした。生理不順で食欲もなく、うつ状態がひどく、家事もまったくできず、家から1歩も出られない状態が続いていました。

【服用していた薬】デパス、ハルシオン、ルボックス、レスリン、エバミール。

【ナチュラルクリニック代々木が処方したサプリメント】Ｋ・リゾレシチン、マルチミネラル、オメガ3、ビタミンB複合体、ＧＡＢＡ、オリーブリーフ、乳酸菌生産物質。

【その後の経過】　2カ月経過後、うつ症状が軽減、食事もとれるようになり、散歩や家事ができるようになりました。このころから減薬開始。さらに1カ月後には自炊を徹底したところ便通が改善し腰痛もなくなりました。社会との関わりが楽しく感じられるようになったといいます。

栄養療法開始から半年後には毎日排便があり、お腹もすくようになり、睡眠もとれるようになりました。身体の感覚が戻ってきたと感じるとのこと。感情も穏やかになり、現在、就職活動を視野に入れて毎日を楽しく過ごしています。

ＡＤＨＤ（注意欠陥多動性障害）

ＡＤＨＤには、①注意力散漫と多動性が共存するもの、②注意力散漫が目立つもの、③多動性が目立つもの、の３パターンがあります。

【通常処方される薬】

・中枢神経刺激薬：リタリン、コンサータなど。

・非中枢神経刺激薬：ストラテラ、ウェルブトリンやノルエピネフリンなど。

【ナチュラルクリニック代々木の治療法】 脳内の神経伝達物質（セロトニンやＧＡＢＡ）のバランスをとることによって集中力を高め、多動性を緩和する。

【ナチュラルクリニック代々木で処方するサプリメント】 Ｋ・リゾレシチン、ＧＡＢＡ、トリプトファン、マルチミネラル、DHA／EPAなど。

症例　ADHD（注意欠陥多動性障害）（6歳・女児）

【来院前】小学校に入学したばかりですぐ登校拒否に。それでも無理やり登校させているうちにノイローゼ状態となり、精神科の診察を受け、2種類の向精神薬を処方されました。

服用開始間もなく、あまりの副作用に苦しみ、薬を中止。

【服用していた薬】ストラテラ、コンサータ。

【ナチュラルクリニック代々木がアドバイスした食生活と処方したサプリメント】甘いものやジュースなど好きなものだけを食べ、野菜も卵も食べない食生活を、バランスのとれたメニューにするように提案。ジュースや甘いものを排除し、和食中心のメニューに切り替える。野菜炒めやトマトときゅうりのサラダなど、食べられるメニューにするようにアドバイス。サプリメントはK・リゾレシチン、糖鎖、マルチビタミン・ミネラル、GABA、トリプトファン、ペプチドを処方。

【その後の経過】住まいが遠方だったため、郵送してもらった毛髪による検査の結果から、足りない栄養素をサプリメントでとることとし、電話カウンセリングを行いました。

これまで、親は女児に対して注意することが多かったのですが、それをやめ、登校などができたときにはほめてあげる、スキンシップをするなどで精神的な安定感を与えるようにアドバイス。サプリメントをとり始めると、偏食がおさまり、今まで食べられなかった野菜サラダや卵かけごはんなどが食べられるようになりました。

Ｋ・リゾレシチンの摂取を開始したとたんに「キレる」ことがほとんどなくなったそうです。それでも登校しようとはせず、集中力もなく、わがまま放題の状態が続きました。Ｋ・リゾレシチンを始めてから2週間経過すると、目つき、顔つきが別人のようになり、食事もおいしそうにたくさん食べるようになりました。たまに「キレる」ことはあるものの、以前のようにむちゃくちゃに暴れることはなくなったという報告を、お母様から受けました。

3週間後には元気で登校するようになり、食事も好き嫌いなく何でも食べるようになりました。「書く字まできれいになった」とお母様は喜んでいました。

大人であれば回復まで半年から1年かかるのですが、当クリニックにかかる前に薬をやめていたのと、子どもは回復が早いため、1カ月しかかからなかったと思われます。

自閉症

社会性やコミュニケーション能力に困難が生じる、発達障害の一種。家族や周囲の人々に対する関心や感情的反応が薄れ、社会との接触を避け、自分の殻のなかに閉じこもり、まわりに関心を示さず自己の世界にひたる傾向があります。

症状は、「DSM」（精神障害に関するガイドライン）の診断基準では、①限定された興味やこだわり・関心、②対人関係でのコミュニケーション能力の欠如、③言語の発達障害、の3つに大きく分かれます。

【通常処方される薬】リスパダール、リタリン、SSRIなど。

【ナチュラルクリニック代々木の治療法】細胞膜栄養療法によって神経伝達物質の分泌を促進したり、脳内ホルモンの分泌を調整し、神経組織を柔軟にする。あわせて、有害重金属の排泄をうながす。

【ナチュラルクリニック代々木で処方するサプリメント】K・リゾレシチン、GABA、マルチビタミン、マルチミネラル、DHA／EPAなど。

症例　自閉症（7歳・男児）

【来院前】　3歳児検診で発達障害の傾向があるといわれ、気にしていましたが、言葉の発声が遅く、幼稚園でも友達をつくることができなかったので、病院を受診。「自閉症」と診断され、小学生になったころから服薬開始。

【服用していた薬】リスパダール、ルボックス。

【ナチュラルクリニック代々木が処方したサプリメント】 K・リゾレシチン、糖鎖。

【その後の経過】　服薬に不安があり、当クリニックを受診しました。毛髪検査の結果から不足している栄養素の補完と食生活のアドバイスを行い、断薬。2カ月程度でいろいろなことに関心がもてるようになり、勉強もできるようになりました。

兄弟もサプリメントをとり始めたところ、学力がアップ。今では家族みんなで摂取しています。

ＬＤ（学習障害）

知能指数 Intelligence Quotient（ＩＱ）が90以上ありながら、学習に対する中枢神経機能が障害された状態。学習に対する中枢神経機能には、集中力、記憶力、言語機能、視的空間認知力、時間・順序認知力、緻密《ちみつ》な運動神経機能（器用さ）、高度認知力（概念形成、推理、創造性など）、社会的認知力などがあります。これらの機能のいずれかが障害されることによって、発達性語盲、発達性失語症、読書・書字・計算困難、ＡＤＨＤ（注意欠陥多動性障害）などの状態が起こる疾患群を、学習障害と呼んでいます。

【通常処方される薬】

メチルフェニデートやデキストロアンフェタミンを含む刺激薬製剤が多く使用されている。また、軽度発達障害にみられるおもな症状に対して、次のような薬がよく使われる。

●多動・衝動性……メチルフェニデート、カルバマゼピン、バルプロ酸ナトリウム、リスペリドン、ＳＳＲＩ。

●睡眠障害……クロニジン、リスペリドン、三環系抗うつ薬、ベンゾジアゼピン。

●感覚過敏……リスペリドン。
●強迫症状……ＳＳＲＩ、リスペリドン、ＴＣＡ。
●感情の不安定さ……カルバマゼピン、ＳＳＲＩ、ＴＣＡ。
●ひきこもり・対人恐怖……ＳＳＲＩ、メチルフェニデート。
●自傷……ＳＳＲＩ、リスペリドン、プロプラノロール。
●抑うつ……ＳＳＲＩ、ＴＣＡ。
●怒り……メチルフェニデート、ＳＳＲＩ、リスペリドン。
●攻撃性……ＳＳＲＩ、リスペリドン、クロニジン、プロプラノロール。
●妄想・幻覚……リスペリドン。
●常同性・反復行動……ＳＳＲＩ、リスペリドン、クロニジン。

【ナチュラルクリニック代々木の治療法】細胞膜栄養療法により、脳内神経組織のホルモンバランスをとり、神経伝達物質の分泌をうながす。

【ナチュラルクリニック代々木で処方するサプリメント】Ｋ・リゾレシチン、ＧＡＢＡ、マルチビタミン、マルチミネラル、ＤＨＡ／ＥＰＡなど。

ＰＴＳＤ（心的外傷後ストレス障害）

強い精神的外傷（トラウマ）ののちに生じてくる精神症状です。多くは、自然災害・戦争体験・事故・犯罪などの被害後、あるいは目撃後にみられます。

悲惨で残酷な状況が眼前に再現され、悪夢にうなされます。不安、ゆううつ感、無欲、無関心、無力感、易怒性《いど》（イライラする）、罪悪感、絶望感、不眠、錯乱など、さまざまな症状が出現し、幻覚を生じる場合もあります。心因性健忘《けんぼう》を示すこともあり、事故のことを想起できないケースも珍しくありません。動悸や発汗など自律神経症状をともなうこともあります。

【通常処方される薬】
・ＳＳＲＩ：パキシル、デプロメール、ルボックスなど。
・三環系抗うつ薬：トフラニール、トリプタノールなど。
・その他の薬、交換神経抑制薬：カタプレス、インデラルなど。

【ナチュラルクリニック代々木の治療法】 セロトニンやGABAの分泌を促進することによって、神経の過剰反応を和らげる。

【ナチュラルクリニック代々木で処方するサプリメント】 K・リゾレシチン、トリプトファン、GABA、マルチミネラル、DHA／EPAなど。

てんかん

大脳における神経細胞の過剰な電気的発火によって、さまざまな型の発作が起こる疾患。全身強直《きょうちょく》、間代《かんたい》発作、欠神《けっしん》発作といった型があります。けいれん発作が長く続くと脳神経細胞が疲労し、知能指数の低下や運動麻痺《まひ》をきたすこともあります。

【通常処方される薬】

アレビアチン、ヒダントール、テグレトール、テレスミン、フェノバール、マイスタン、セレニカR、デパケン、ハイセレニン、ザロンチン、エピレオプチマル、ミノ・アレビアチン、セルシン、ホリゾン、リボトリール、各種ベンゾジアゼピン系鎮静薬など。

【ナチュラルクリニック代々木の治療法】 神経伝達物質と脳内ホルモンのバランスを図り、

同時に低分子のリン脂質と組織を柔軟にする不飽和脂肪酸を摂取する。そして、脳神経細胞の易《い》刺激性（ささいなことで不機嫌になる）を和らげる。

【ナチュラルクリニック代々木で処方するサプリメント】Ｋ・リゾレシチン、ＧＡＢＡ、ペプチン、トリプトファン、マルチビタミン、マルチミネラル、ＤＨＡ／ＥＰＡ、アスタキサンチンなど。

依存症（アルコール・ネット・買い物依存症など）

依存症は、その物質や事柄への依存がやめられなくなり、精神・身体に異常があらわれ、治療を要する状態になることです。その物質や事柄をがまんしていると、離脱症状（禁断症状）があらわれます。

アルコール依存症は、飲酒などアルコールの摂取によって得られる精神的、肉体的な薬理作用に強くとらわれ、自らの意思で飲酒行動をコントロールできなくなり、強迫的に飲酒行為を繰り返す精神疾患です。次のような特徴があります。①自分の意志で飲酒のコントロールができなくなる。②目が覚めている間、常にアルコールに対する強い渇望感が生じる。③飲酒でさまざまなトラブルを起こし、あとで激しく後悔するが、またそれを忘れようと飲酒を続ける。④さまざまな禁断症状が出るため、アルコール摂取がやめられなくなる。⑤アルコール摂取が慢性化するため酩酊《めいてい》感が減弱し、飲酒量が増大する。

ネット依存症は、ＳＮＳやオンラインゲームなどの利用を自分でコントロールできない状態です。実生活とネット世界の区別がつかなくなり、引きこもりや不登校の原因になるともいわれています。ネット依存症が疑われる成人は全国で数百万人いるといわれますが、未成年はさらに多いと考えられます。

買い物依存症は正式な診断名ではありませんが、女性がなりやすい傾向があります。欲しいものを買うのではなく買い物自体が目的になり、買い物が生活の中心となってコントロールできなくなる状態です。

【通常処方される薬】（アルコール依存症）

・抗不安薬：デパス、コンスタン、ソラナックス、レキソタン、メイラックス、セルシン、ワイパックス、リーゼ、ハルシオン、レンドルミン、リスミー、ユーロジン、ベンザリン、ロヒプノール、ドラールなど。

・抗酒薬（嫌酒薬）：シアナマイド、ノックビン。

【ナチュラルクリニック代々木の治療法】

脳内の薬物依存に関わる中枢神経に、ホルモンバランスをとるK・リゾレシチンや糖鎖などの栄養素を摂取し、本来の安定脳に導く。

【ナチュラルクリニック代々木で処方するサプリメント】

K・リゾレシチン、GABA、ペプチン、糖鎖、マルチビタミン、マルチミネラル、DHA／EPA、アスタキサンチンなど。

第5章
高齢社会で健やかに暮らすために

認知症予防のための食生活

薬に頼らず、健康を守る方法が「予防医学」であり、基本となるのが食べ物です。つまり、免疫力を高めて病気になりにくい身体にするのも、病気になってしまった身体を修復してくれるのも食べ物、もっと具体的にいえば食べ物に含まれている「栄養素」なのです。健康維持に関する基本的な栄養素は「五大栄養素」です。これをバランスよく摂取することが、予防医学の基本といえます。

高齢者は、「とにかく何でもいいから食べればいい」と考えたり、食事にお金をかけなくなったりして、「ごはんとつくだ煮とみそ汁で毎日過ごしています」といったケースが少なくありません。和食はいいのですが、バランスを欠いていては意味がなくなります。昼などもコンビニのおにぎりですませるなど、相対的に炭水化物が多くなっています。海藻をほとんど食べず、タンパク質が不足していると、栄養のバランスが偏《かたよ》り、その人の一番弱い部位に病気が発症します。

その人のストレスの度合いや体質にもよりますが、タンパク質は1日に、だいたい体重と同じ数字のグラム数（体重50キロならタンパク質50グラム）をとるようにしてください。納豆、豆腐（半丁から1丁）、卵、魚がよく、これを毎日食べるのが理想です。豆腐やみそ汁など大豆系のものはとっていても、魚をあまり食べない人もいますが、積極的にとるようにしましょう。

肉であれば赤身にして脂身を控えたほうがよいでしょう。ひき肉が食べたいときは、とり胸ひき肉に豆腐などを混ぜた豆腐ハンバーグがおすすめです。

しかし、タンパク質を理想量摂取するのが難しい場合は、サプリメントで補う必要があります。

認知症を予防し改善するためには、食生活を見直すことがポイントです。ただし、食事に気をつけたりサプリメントをとったりすれば、誰でも認知症が治るのかといえば、残念ながらそうではありません。治るかどうかは、普段のライフスタイルや薬を服用しているか否かにもよります。薬を服用していない人ほど改善率が高くなります。

家族の協力が得られるかどうかも重要です。「年寄りだけ別メニューの食事療法は面倒

■タンパク質の含有量（目安）

食品名（かっこ内は食品の量）	タンパク質の含有量（目安）
とり肉胸＜皮なし＞（40g）	約 8.9g
とり肉ささみ（80g）	約 19.7g
とり肉もも＜皮なし＞（60g）	約 13,2g
とりレバー（60g）	約 11.3g
豚もも薄切り（60g）	約 13.2g
豚もも厚切り（60g）	約 13.2g
豚ロース薄切り（40g）	約 9.1g
豚ロース厚切り（40g）	約 9.1g
鶏卵（50g）	約 6.3g
えだ豆＜ゆで＞（60g）	約 6.9g
ゆで大豆（40g）	約 6.4g
おから（80g）	約 4.9g
納豆（40g）	約 6.6g
凍り豆腐（20g）	約 9.9g
豆腐＜もめん＞（100g）	約 6.6
きな粉（20g）	約 7.1g
豆乳（100㎖）	約 4 ～ 5g
タラ＜大 1 切＞（100g）	約 17.9g
サバ＜小 1 切＞（40g）	約 8.3g
カレイ＜中 1 切＞（80g）	約 15.6g
鮭＜中 1 切＞（90g）	約 20.3g
ブリ＜中 1 切＞（90g）	約 19.3g
ウナギ（30g）	約 6.9g
サンマ＜中 1 尾＞（180g）	約 16.7
アジ＜中 1 尾＞（130g）	約 12.4g
イワシ＜中 1 尾＞（80g）	約 7.9g

くさい」という家庭はけっこう多く、自分たちと同じようにパンや牛乳、加工食品の多い食生活では治るものも治らないでしょう。

また、どんなに良い健康法でも続けなければ意味がありません。とくに日本人は「真面目」な人が多く、ひとつのことに気を集中してしまうようです。テレビや雑誌などのメディアで健康食材の特集が組まれると、たちまち飛ぶように売れて、翌日にはスーパーの食品棚からその食材が消えてなくなることもあります。健康のもととなる食事は、一生涯とり続けるものですから、ブームにとらわれたり、振り回されたりしないようにしましょう。それでも、健康に良い食品・悪い食品に関する情報については、常にアンテナを張っておきたいものです。

ＱＯＬ（生活の質）を維持したまま歳を重ねたいのであれば、やはりきちんとした食生活を心がけるしかありません。しかもこれからは、超高齢社会です。一人ひとりが自分の健康に気をつけ、薬に頼らないことが、膨大な医療費を抑えることにもなります。

細胞は薬ではなく栄養を求めている

世界的に著名な細胞生物学者で元スタンフォード大学医学部教授のブルース・リプトン博士は、その著書『細胞の真実』のなかで、次のような実験について書いています。

細胞には核（以前は細胞の脳といわれていた）があり、核を取り除くと細胞は死滅すると誰もが信じていました。しかし核を取り除いても、実際には2カ月以上も生き延びたのです。ところが細胞膜を取り除いたところ、細胞は即死してしまいました（細胞の真実(1)）。

細胞の脳だと考えられていた核は細胞の生殖腺にすぎず、細胞膜こそが細胞の脳であり、細胞の命をコントロールしていると博士は述べています。また、タンパク質とともに細胞膜を構成しているリン脂質（レシチン）が細胞膜の代謝機能を司っており、生きるための情報伝達を行っているといいます。

さらに博士は、ヒト血管内皮細胞のクローンをつくり、その培養液に薬剤を入れる実験をしました。すると細胞たちは、その薬剤からものすごい勢いで逃げ出すのが確認できた

細胞の真実（1）

スタンフォード大学細胞生物学博士
元教授　ブルース・リプトン
The Biology of Belief by Bruce H. Lipton PhD.

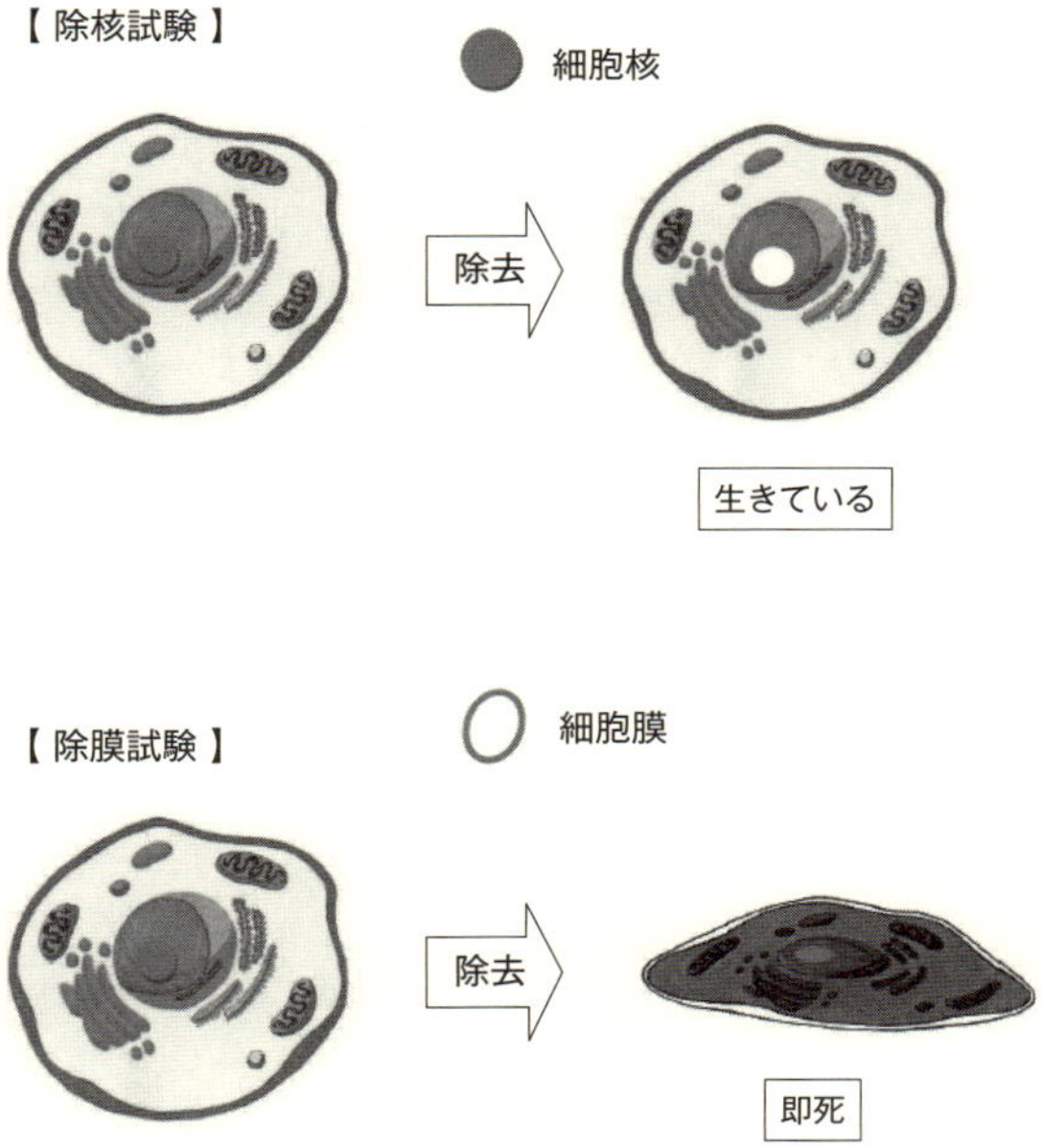

●細胞膜は、命・知性・エネルギーを司っている
●細胞膜の50%はリン脂質（レシチン）でできている

といいます。ところが、別の培養液に栄養素を入れると、逆に細胞はその栄養素に引き寄せられ、われ先にと集まってきたのです（細胞の真実(2)）。

この実験の意味するところは、仮に人間が病気になったとき、その細胞が求めているのは異物である薬ではなく、栄養であるということの証です。

しかし、私たちの身体の細胞のほとんどは、この実験のように一つひとつが独立して行動しているわけではなく、互いにしっかり連結しています。ですから、有害な化学物質が入ってきても逃げることができず、悲鳴をあげて救いを求めます。それが薬剤に対する正常細胞の拒否反応であり、副作用というかたちであらわれる症状なのです。これは、薬物がいかに「身体にとって良くない」かを証明する例といえるでしょう。

薬は、細胞の健康維持には決してプラスにはなりません。細胞を活性化させ、体質を改善し、健康を維持できるのは栄養なのです。

私たちが元気を取り戻すための鍵を握るのは食事。人間の自然治癒力は、日々の栄養摂取から生まれてきます。

細胞の真実(2)

【検体】ヒト血管内皮細胞のクローン

【A】コントロール状態

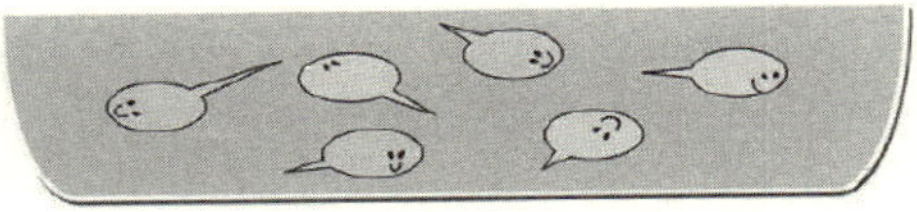

【B】薬剤を投与

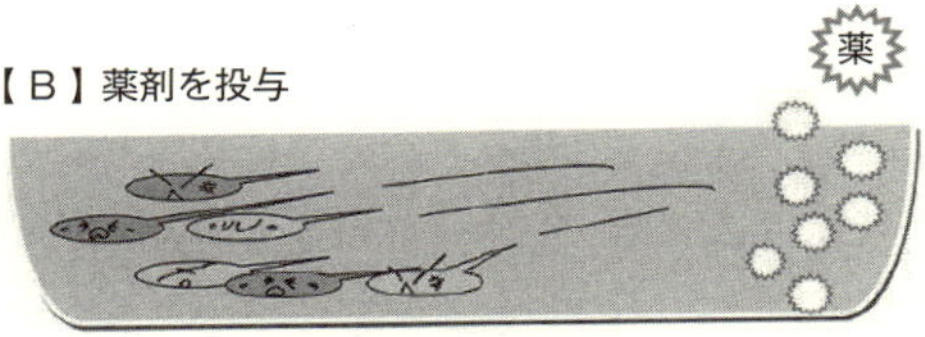

逃走、防御(防衛)

【C】栄養剤を投与

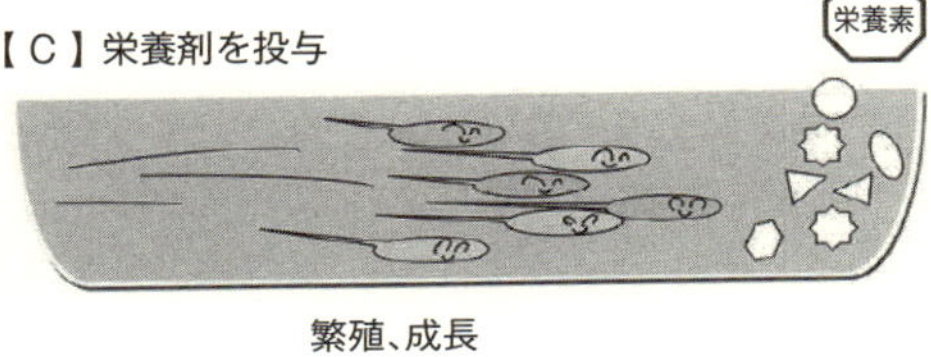

繁殖、成長

ナチュラルクリニック代々木の「細胞膜栄養療法」

ナチュラルクリニック代々木では、食生活のアドバイスを中心とした独自の「細胞膜栄養療法」により、一人ひとりに適した治療法を提案し、患者さんが本来もっている自然治癒力に働きかける治療を行っています。細胞膜栄養療法の根幹ともいえるのが、良質のタンパク質とレシチンを含んだ食事です。なぜなら、細胞膜は約50パーセントがタンパク質、40~50パーセントがレシチンでできているからです。

レシチンは、大豆食品などに含まれており、欧米では頭脳食品（ＩＱ食品）、または天然のトランキライザー（精神安定剤）として知られています。

神経細胞の脱落や死滅が、細胞間の信号を伝えるアセチルコリンという神経伝達物質と深い関係にあることは、すでに定説です。また、認知症の場合、このアセチルコリンの分泌量がとくに低くなっていることもわかっていますから、これを増やせば症状の改善も可能です。脳内（間脳）でつくられるアセチルコリンは、レシチンのなかに含まれている「コリン」をもとにつくられます。

細胞膜にとって必須のレシチンを毎日摂取していれば、脳内の代謝機能が上がり、脳細胞の働きが活発になるため、集中力や記憶力が増大し、結果として健康の増進に役立ちます。病状が回復すると、食事からも栄養をしっかりとれるようになり、さらに効果が上がります。

細胞膜栄養療法では、できるだけ糖質を控えめにするということが重要になっています。当クリニックでは、白米に比べて糖質の吸収がゆるやかで、しかもビタミン、ミネラルが豊富な発芽玄米を主食に、魚や野菜を多く食べるようにアドバイスしています。

普段の食事で細胞が歓ぶような食べ物を口にするのが理想ですが、実際にはなかなか難しいでしょう。レシチンも本来食品から摂取することが望ましいのですが、レシチンの特性のひとつとして加熱に弱いという性質があげられます。卵、大豆をはじめレシチンを含む食品は多くても、加熱調理されることが多い食品からではレシチンを充分に補うことが難しいのが現実です。

そこで、栄養補助食品、サプリメントで、日常の食生活では十分に摂取できない栄養素や、ストレスや病気で消耗したビタミン・ミネラルなどを補給することになります。万が

一、認知症が発症してしまった場合は、吸収が早く、少量で必須の栄養が補完できるサプリメントの摂取でアセチルコリン濃度の向上を図ることが可能です。

足りない栄養素をサプリメントで補給することは、多くのクリニックでも行っています。当クリニックの細胞膜栄養療法の特長は、食事指導のほかに細胞膜を強化するためにK・リゾレシチンをすすめていることです。そうすることによって細胞膜が活性化し、回復が早くなるのです。

K・リゾレシチンと糖鎖栄養素は、脳内ホルモンの分泌をうながし調整する働きがあります。これらを摂取することにより、精神を安定させるトリプトファンやGABA、セロトニンの分泌がうながされ、睡眠もよくとれるようになります。脳に十分な栄養が行き渡るようになることで情報がスムーズに流れるようになり、精神的にも安定するようになります。

「売れているから」「話題になっているから」という理由でサプリメントを選ぶのはよくありません。「病気を予防できるか」「自分の病気を改善できるか、できないか」ということをよく考えてサプリメントを選び、自分に合った摂取の仕方をしなければ効果は期待できないでしょう。

当クリニックでは栄養学的見地、予防医学的見地からサプリメントの研究を行っており、薬を使わずにさまざまな症状の患者さんを治療しています。

細胞膜栄養療法による治療では、ある程度の時間が必要となります。具体的には、「3〜4カ月」以内に納得できる結果があらわれることを目標にしていますが、その理由は赤血球の寿命が120日＝4カ月だからです。

血液がすべて入れ替わるまで続けると、人間の心も身体も血液とともに徐々に改善していきます。

この細胞膜栄養療法を導入することで、ほとんどの場合は症状が改善されるのです。もちろん、患者さんはそれぞれに年齢や体質、病歴が違いますから、一人ひとりに応じた栄養バランスを見出します。現在薬を飲んでいる人の場合には、離脱症状を避けるために、急に飲むのをやめるのではなく、段階的に薬を減らしていくようにアドバイスします。

最終的には、その患者さんが、いわゆる薬漬けの状態から解放され、再び病気にならないための予防医学の知識を身につけていただくのが、当クリニックの目標なのです。

歯の健康と認知症予防

食事をするのに不自由にならない状態に歯を保つことは、認知症予防のために大切なことです。

子どものころ、「よくかんで食べなさい」と親からいわれた記憶があるでしょう。かむことは唾液を分泌させて、消化と吸収を助ける効果があることはもちろんですが、そのうえ子どもの頭脳を育てることにも役立っているのです。

アメリカの野球では、選手たちがガムをかみながら試合をしていることをしばしば見受けます。行儀が悪く見えますが、じつはリラックスする、集中力をアップさせる、脳を活性化させるという効果があるのです。歯を動かしてものをかむ刺激は、脳の活性化と深い関係があります。

年齢を重ねれば誰でも歯は多少なりとも衰えます。できることならいつまでも自分の歯だけで食事をしたいものです。そのためには日常から歯の手入れを十分にすることが大切です。また、定期的に歯科医のもとに通って、歯や歯ぐきの状態をチェックしてもらい、歯石の除去、歯周病の治療をしてもらうようにしましょう。

入れ歯を使っている人の場合は、残っている自分の歯ぐきと入れ歯が合っているか、うまくかみ合わせができているか、こちらも定期的にチェックと調整をしたいものです。もし歯が抜けそうになったり、抜けてしまったりしたら、放置せず、歯科医と相談してふさわしい処置方法を提案してもらうことが大切です。

歯がない、かみ合わせがうまくいっていないという状態では、食べたものがよく咀嚼《そしゃく》できないだけではなく、唾液の分泌が減り、消化や味覚に異常が発生します。また、「歯でかむ」ことで発生する脳への刺激が減ってしまい、脳の機能も低下してしまいます。

歯が悪いから硬いものは食べられないと決めつけず、できるだけ歯を良い状態に保つことが肝心です。何でもおいしく食べることが認知症予防につながります。

笑い、オシャレ、性的関心なども認知症予防に大切

生涯現役とは、生きている限り、仕事・家庭生活・性生活・趣味・人とのつきあいなど、何事においても現役であることを意味しています。

定年になって退職し、毎日ボーッと過ごすような生活習慣は、認知症になる確率がきわめて高いといえます。現役から引退せず、頭を使い、身体を動かすことで、認知症になる確率は減少します。仕事を辞めても、運動やボランティア活動、趣味、旅行など、生涯にわたって続けられるものがあると、認知症の予防につながります。

●笑い

アルツハイマー型認知症にかかった人の様子を観察すると、顔から笑いの表情が消えていることが多くあります。これは、脳の感情を司る部分がうまく働かなくなったことが原因と考えられます。逆にいうと、認知症を予防するには、脳の感情を司る部分を活性化しておくことが大切です。

脳科学的見地からみると、「笑う人ほど認知症やがんになりにくい」といいます。抗がん機能をもつＮＫ細胞（腫瘍細胞やウイルス感染細胞を攻撃する）は、人が笑うことによって増えます。また、笑いは血糖値の上昇を抑える効果もあり、この点でも認知症予防に有効といえます。

これらの効果は、笑いが快感や覚醒の神経伝達物質であるドーパミンの分泌を促進することによって得られます。また、笑いは血液の循環を活発にし、免疫力を高める働きもあります。さらに、快感ホルモンであるβエンドルフィンの分泌を促進し、副交感神経を優位にして心身をリラックスさせます。身体を活発化させるのが交感神経、リラックスさせるのが副交感神経で、ふたつのバランスによって私たちの心身の健康は保たれます。

●入浴

「日本人はお風呂好き」といわれますが、入浴のメリットは次のようなことです。

・心の芯からリラックスできる（緊張を解きほぐしてストレスの解消ができる）。
・全身の血液循環を良くする（血流を良くしてホルモンの分泌を高め、疲労回復をうながし、脳細胞の働きを促進する)。
・代謝機能を活発化する(全身の代謝を良くして若さと健康に寄与する)。
そして、良い入浴とは次の3つを満たす入り方です。
・ぬるま湯(38~40度)。
・半身浴(胸から上は湯に浸からない)。
・15~20分(ゆっくりと温まる)。
※冬場の入浴は浴室を暖めておくこと。
最近好評の岩盤浴は、塩分や重金属を体内から排出させる機能を活性化させるので、身体に良い影響を与えます。サウナは、心臓のためにはおすすめできません。

●適度な運動

適度な運動は認知症にならないための良い方法です。無理のないゴルフ、軽いハイキングや散歩、卓球などで軽く汗を流すくらいがよいでしょう。

歳をとってからの過激なスポーツ(激しいジョギングや山登り)は百害あって一利もあ

りません。人間の身体を構築する細胞数は年齢とともに減少し、予備能力、回復能力、防衛能力（免疫能力）、適応能力（順応能力）、反射能力、消化・吸収能力、貯蔵能力はどんどん低下します。気力があっても、体力には限界があることをよく認識しなければなりません。

●オシャレ

服装は、「気分」に大きく影響します。明るい色の洋服を着ると、心も明るくなります。改まった気分、厳粛な気分になるときは「黒」を着ます。

オシャレをするとき、ＴＰＯ（タイム＝時間、プレース＝場所、オケージョン＝場合）に合わせることは大切ですが、自由にできるときは、なるべく気分の高揚する色や形を採り入れるようにしたいものです。

年齢とともに化粧をおろそかにする女性が多いようですが、歳を経てこそ、夫や恋人のためではなく、自分自身のため、自己表現のために化粧をしていただきたいと思います。

自分のからに閉じこもらず、家族や友人、周囲の人との関係をより良くするために、日常生活のなかでオシャレはとても大切な要素です。

無難な色や形の服ばかり着ていますと、心も無難になり、個性が失われがちになります。特別なオシャレをしましょう、ということではありません。日常のなかで、身近なオシャレを愉しみ、自分の個性を活かして服装、行動、思考を自由にすることが、脳年齢を若く保つ秘訣であり、これが認知症予防にもつながります。これは男性にもいえることです。

●性的関心

性的関心は、若さと美貌、それに健康維持と認知症予防の絶対必要条件です。

歳をとってからも性的欲求を覚えることは、異常ではないし、恥ずかしいことでもありません。性欲は健康のバロメーターです。性行為は脳に心地良い刺激を与え、脳細胞の活性化とホルモン代謝の促進に役立ち、血圧やコレステロールの抑制に効果があり、心臓病や認知症を予防し、ストレスを解消してくれます。

「老人のくせにいやらしい」とか「老人の性欲はおぞましい」などと考えるのは『人生80年時代』にはふさわしくありません。健康な男女なら死を迎えるまで性欲はあるものです。それをあえて抑制するほうに無理があります。

セックスの悦びは、必ずしも性器の結合だけではありません。

・常に異性を意識する。
・手と手を触れ合う。
・異性を意識し、心のときめきを覚える。
・互いを思い合うスキンシップ。

こうした日常の意識やふるまいで、生きる喜びは大きなものとなります。異性との出会いにおいて、そのときどきの小さな愛情表現や一つひとつの行為を大切にしましょう。

また、年齢を重ねても若々しい感覚を失わないためには、若い人たちとの交流の場をもち、積極的にそのような場に参加すべきです。若い人たちのファッションや考え方、人生観についてもいっしょに話し合うような機会をもちたいものです。そうすれば、若い人たちも中高年の考え方にも理解を示してくれるでしょう。日本の人口の４人に１人が65歳以上になっているのですから、若い人たちと共存共栄することが大切であることを認識しなくてはなりません。

第6章
おもな認知症の特徴と予防・改善法

認知症は自然な老化現象とは違う

100歳以上の高齢者が6万人を超える超高齢社会の日本。ここで大きな問題となっているのが認知症です。

「もの忘れ」は「健忘症《けんぼう》」ともいい、脳の神経細胞が減ったり、萎縮したり、神経伝達物質が減少してくることによる自然な老化現象で、認知症の症状とは異なります。

老化によるもの忘れは、記憶の一部を思い出せなくなります。たとえば、「顔は覚えているのに、どうしても名前が思い出せない」というようなことです。これに対して認知症は、体験そのものを覚えていない、とくに最近の体験の記憶がなくなります。たとえば、食事をしたのに、まだ食べていないと言うようなことです。

しかし、認知症の初期の段階では、老化と区別がつきにくいことも確かです。認知症の進行症状は、次のような点に注意して観察することで把握できます。

・軽度の認知症

2つ以上のことを並行して行うことができにくくなります。同じことを繰り返し話す、聞く、といったことが起こるようになります。日常生活のなかでぼんやりしていることが増え、無気力、無表情、無感動になります。この段階では、日常生活に大きな支障はありません。

・中度の認知症

今日は何日なのか、何曜日なのかがあやふやになります。また、簡単な計算ができなくなる、味覚にとぼしくなって味つけがうまくできなくなる、ということに気づかなくなることがあります。「〜してね」と頼んでも、「うん」と返事をしながらそれができなくなります。自分の身のまわりのことはできても、コミュニケーションがうまくいかない、生活に矛盾が発生してギクシャクするといった、日常生活での支障が起こってきます。

・重度の認知症

食事をしても食べたことを忘れてしまう、排尿・排便に失敗するといったことが起きてきます。また、家族の顔や名前を忘れてしまって「あなたはどなた」といった発言をするようになります。さらに、昼・夜にかかわらず徘徊を繰り返すようになります。こうなると、家族は認知症の人に振り回されることになります。家族は疲弊し、場合によっては生活自体が崩壊してしまうこともあります。

認知症と関わりの深い神経伝達物質〝アセチルコリン〟

人間の身体には、頭の先からつま先まで、まるでクモの巣のように神経組織が張り巡らされていて、これらすべてに指令を下すのが脳の役割です。ですから、脳内の神経細胞が健康であれば、その指令も正しく発信されることになります。

認知症の原因は、加齢や神経細胞の変性により、脳の萎縮が起こることや白質病変が増えることなどさまざまですが、脳内の神経伝達物質であるアセチルコリン濃度が大幅に低くなっていることだけは共通しています。

アセチルコリンは、記憶を強めたり、弱めたり、悲しい思い出や嬉しい思い出を脳に深く刻み込むために働きます。神経細胞同士の接点であるシナプスには、「情報を取りつぐためのスイッチ」である樹状突起がたくさんあり、アセチルコリンが往き来して情報をやり取りしています。片方のシナプスから発信された情報がもう片方のシナプスにあるアセ

「自然な老化現象」と「認知症」の違い

	自然な老化現象	認知症
状態	名前・日付・体験の一部が思い出せない	体験そのもの、とくに最近のことの記憶がない
見当識（時間・場所）	時間・場所・状況は理解できる	時間・場所・状況がわからなくなる
病識	もの忘れが多いことを自覚し、忘れないように努力できる	もの忘れを認めようとせず、作り話の理由を言う。幻覚や妄想をともなうこともある
人格	神経症状・行動障害はない（人格の変化はない）	精神状態・行動に障害が発生し、ときに人格崩壊をともなうことがある
進行・生活への影響	ゆっくりと進行するが、日常生活への影響はほとんどない	進行が早く、日常生活に支障が発生して、周囲の人たちに影響を及ぼす

チルコリンの受け皿であるアセチルコリン受容体（レセプター）が受け取ることで情報が伝達されるわけです。

健康な神経組織では、神経線維は太く、シナプスの数や樹状突起が多く、シナプス中のアセチルコリンも多いので、基地Aから発信された情報は基地Bへ、さらに基地Cへとスムーズに流れていきます。

一方で、不健康な神経組織では、神経線維は痩せ衰えて細く、シナプスの樹状突起は少なく、シナプス中のアセチルコリンも減少しています。そうなると、基地Aから発信された情報を基地Bまで伝えられなくなってしまいます。何とか基地Bまで着いても、そこから基地Cに行くまでに情報が乱れ、脳内組織の情報が混乱していつまでも前に進むことができず、停滞してしまいます。

必要な部位に必要な情報が流れなくなったら、身体のあちこちで渋滞や事故が起こります。するとホルモンのバランスが乱れ、それによって代謝機能が低下し、あらゆる面で体調に悪影響が出てきます。結果として、もの忘れ、不安、イライラといった症状があらわれるのです。

不健康な神経組織は認知症患者の脳によくみられる状態です。脳内の神経線維を太くし、シナプスの樹状突起を増やし、シナプス中のアセチルコリンを増やすことが、脳内の神経組織の健康を回復するために必要です。


アセチルコリンはリン脂質（レシチン）のなかに含まれているコリンという物質を材料につくられます。本来は食物から得られるのですが、それでも実際には不足しがちです。神経細胞をはじめ、人間の身体はすべて食物から得た栄養素でできています。高齢化とともに栄養の吸収が十分でなくなると、脳の神経細胞は栄養不足となります。そのため、情

健康な神経組織と認知症患者の神経組織

〈図１〉 **健康な神経組織**

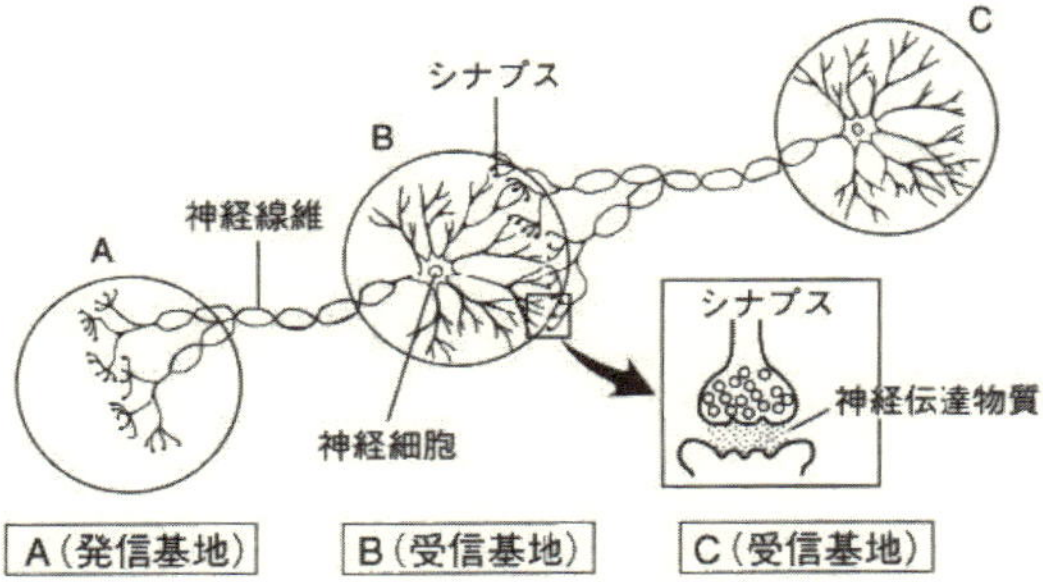

情報伝達に必要な、神経伝達物質アセチルコリン（レシチン）を摂ると、ドーパミン、ＧＡＢＡ、セロトニンなどが増え、神経線維はふっくらとしてくる。

〈図２〉 **不健康な神経組織**

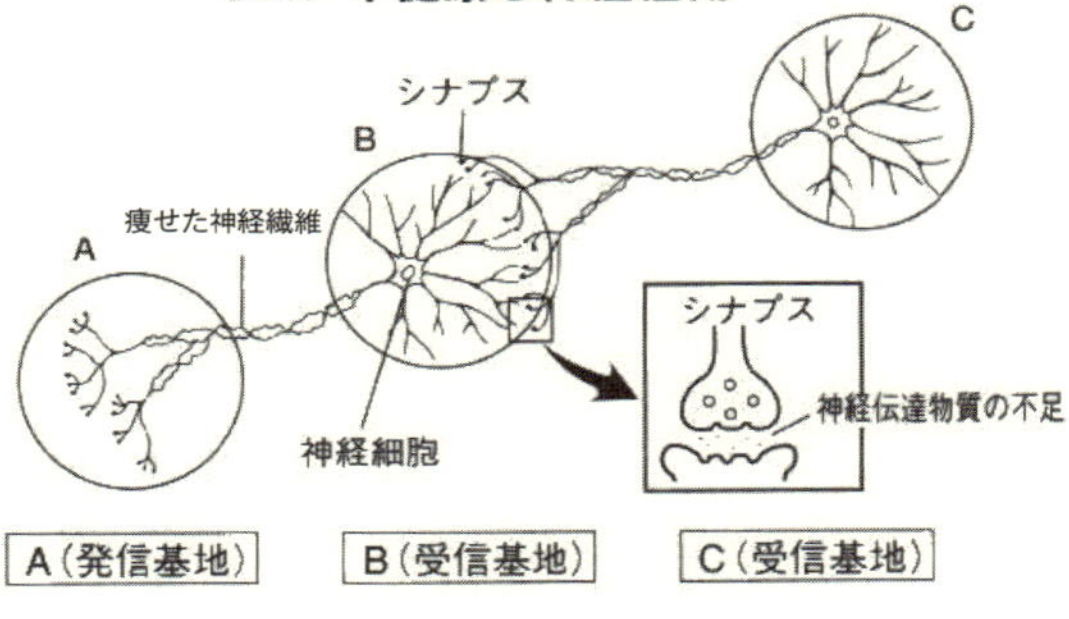

神経伝達物質（アセチルコリン）の不足とアンバランスにより、神経線維が痩せ衰え、情報伝達が困難になっている。

報伝達も十分に機能しなくなります。これが高齢化による認知症です。

千数百億個ともいわれている人間の脳細胞は、20歳を過ぎるころから、毎日10万〜20万個という数が減少していきます。その脳細胞はいったん死滅すると再生しないといわれてきましたが、最近では、脳細胞にとって必要な栄養を補完することで再生するという説が唱えられるようになってきました。死滅したと思われた脳細胞でも必要な栄養を補完して再生できるのであれば、アセチルコリンが不足したことで認知症を患った人でも、レシチンをはじめとする必要な栄養を補完し、増やすことで、症状を改善させることが大いに期待できます。

ナチュラルクリニック代々木では、認知症の患者さんの神経伝達物質を調整し、健康な神経組織に戻すために、食生活改善のアドバイスを行うことと並行して、K・リゾレシチンや糖鎖栄養素などを摂取してもらっています。

アルツハイマー型認知症

認知症のなかでもっとも多いタイプで、全体の約70パーセントを占めます。

脳変性疾患の一種で、老化によって脳細胞が減少し、脳細胞中のレシチン濃度（30パーセント）が半分の15パーセント以下になり、脳が萎縮していきます。大脳皮質や海馬が徐々に脱落して、知的機能や認知機能が広範にわたって低下するのが特徴です。

ほとんどの場合、過去の体験や、学習したことを思い出せなくなるという記憶障害として発症します。方向感覚、判断力や知的関心が低下し、意識がはっきりしない状態になります。異常な言動をともなうこともあり、家族や友人とのつながりも失われ、やがて人間としての尊厳を保つことが困難になることもあります。

アルツハイマー型認知症の危険因子は、まず加齢です。脳の神経細胞の数は年齢とともに減少しますが、なかでもアルツハイマー型認知症は何らかの原因によって加速され、脳が著しく萎縮します。60歳ごろから、アルツハイマー型の出現率は4〜5年ごとに2倍になるという説があります。むろん、40〜50歳代で発症することもあります。加齢だけが必ずしも危険因子であるとは限らず、日常の食生活や喫煙、飲酒、ストレスなどに危険因子が潜んでいることもあります。

また、近親者に認知症の人がいると発症の確率が高いことも指摘されており、遺伝との関係も注目されています。ただし、アセチルコリンが不足するとアルツハイマー型認知症になるという説が一般的になっています。頑固な性格で社交性の少ない人がなりやすいという説もあります。

【通常処方される薬】

・AChE阻害薬：アリセプト、レミニール、イクセロンパッチ、リバスタッチパッチ。

・NMDA受容体拮抗薬：メマリー。

・脳循環代謝改善薬：サアミオン、セロクラール、ケタス、ルシドリール。

【ナチュラルクリニック代々木の治療法】老人性痴呆症・認知症の治療は、主に脳内のリン脂質（レシチン）の減少を防ぎ、他の脳内ホルモンと神経伝達物質のバランスを図る。

【ナチュラルクリニック代々木で処方するサプリメント】K・リゾレシチン、糖鎖、ペプチド、マルチビタミン、マルチミネラル、DHA／EPA、アスタキサンチン、乳酸菌生産物質

（バイオジェニックス）など。

症例　アルツハイマー型認知症（80歳代後半・男性）

【来院前】病院でアルツハイマーと診断され、薬を半年間飲んでも改善しませんでした。兄弟の名前や昨日食べたもの、日づけがわからないなど、もの忘れがはなはだしい状態でした。

【服用していた薬】アリセプト。

【ナチュラルクリニック代々木がアドバイスした食生活と処方したサプリメント】和食中心のメニューにし、とくにネバネバ食品（納豆、山イモ、オクラなど）をとることを提案。K・リゾレシチン、糖鎖、オメガ3、高齢のために液状のDHA／EPAを処方。

【その後の経過】遠方なので、PRA検診をするための毛髪を郵送してもらいました。アリセプトをやめ、以前から夫婦でとっていたミドリムシ（マルチビタミン、ミネラルにDHA／EPAが加わったようなサプリメント）とともに、サプリメントを3種類増やしました。

3カ月後に「記憶がすごく良くなった」と奥様から電話がありました。受け応えを多くするような会話を心がけた奥様の対応も良かったと思われます。

症例　アルツハイマー型認知症（84歳・男性）

【来院前】数年前から言動がおかしくなり、某クリニックで「認知症」と診断を受け服薬を開始。薬を服用し始めてから暴力的となり、家族に殴りかかったり、大声を出したりするようになりました。

【服用していた薬】アリセプト、レミニール。

【ナチュラルクリニック代々木が処方したサプリメント】K・リゾレシチン、糖鎖、ペプチド、ビタミンB複合体、グルテンフリー、オメガ3、乳酸菌生産物質。

【その後の経過】「暴力的なことも認知症の症状のひとつ」と医師からは説明されましたが、薬の副作用ではないかと疑い、断薬を希望して当クリニックを受診しました。

ＰＲＡ検診の結果から薬を断つことになり、食生活のアドバイスを行い、サプリメントの摂取を開始。好き嫌いが多く、食事の改善には時間がかかりましたが、2カ月後には暴力行為はおさまり、便秘も改善、体調の良い日が続いています。

サプリメントの摂取を数日間忘れたときには、症状が多少ぶり返すことがあったため、栄養療法の必要性を痛感したそうです。家族がつきっきりでいないと心配でしたが、今では精神的にも落ち着きを取り戻し、留守番や買い物もできるようになりました。

脳血管性認知症

脳出血・脳梗塞・くも膜下出血などの血管障害によって発症する認知症です。脳がダメージを受けた部分により症状が異なり「まだら認知症」とも呼ばれます。脳血管障害を引き起こす生活習慣病を防ぐことが予防につながります。

最近の研究では、必ずしもこうした血管障害が直接原因ではなく、血管障害によって身体が不自由になったために行動範囲が狭くなり、自宅療養などによってストレスがたまり、思考能力が減退することで発症するのではないか、という説も有力になっています。

※薬、治療法、サプリメントなどは「アルツハイマー型認知症」の項を参照

症例　認知症（93歳・女性）

【来院前】5年ほど前からもの忘れがひどく10分前のことも忘れるようになったため、近くの病院を受診。「認知症」と診断され、薬剤の服用を始めました。しかし容態は回復せず、1年ほど前から幻覚、幻聴、徘徊などが出現、じっとしていられず暴力的になりました。

【服用していた薬】アリセプト。

【ナチュラルクリニック代々木が処方したサプリメント】K・リゾレシチン、糖鎖、ペプチド。

【その後の経過】困りはてた家族が当クリニックを受診。本人は来院できる状態ではありませんでした。

毛髪の検査から、薬を断つことにし、食生活のアドバイスとサプリメント摂取を開始。1カ月後には暴力はおさまり、何年かぶりにテレビをじっと観られるようになりました。夜中もよく眠れるようになり、会話が増えました。もの忘れも改善し、今では友人と外出するようになりました。

症例　認知症、うつ病（76歳・女性）

【来院前】某クリニックで5年前にうつ病と診断され、服薬を開始しました。それから間もなく入院したのですが、いつも気分が悪く、めまい、吐き気、イライラなど不定愁訴が多いだけで、まったく改善しませんでした。さらに主治医より「認知症」と診断され、薬の追加をすすめられました。

【服用していた薬】パキシル、ソラナックス。

【ナチュラルクリニック代々木が処方したサプリメント】K・リゾレシチン、糖鎖、ビタミンB複合体、ペプチド、オメガ３、ＧＡＢＡ、乳酸菌生産物質。

【その後の経過】認知症薬の追加を断り、当クリニックを家族に支えられながら受診。毛髪検査の結果から食生活改善のアドバイスを行い、サプリメントの摂取を開始したところ、１カ月後には体調が回復し、一人で来院できるまでになり、ぐっすり眠れるようになりました。

現在は定期的に来院し、減薬指導を受けています。

症例　認知症（83歳・女性）

【来院前】３年前から認知症を発症し、かかりつけの病院から認知症治療薬を処方され服用していました。しかし、一向に回復する気配はなく、尿は垂れ流し状態で、１カ月に４回も徘徊で警察や救急車のお世話になっていました。その後は食欲が落ち、小さなアンパンを食べる以外、食事がとれなくなり、痩せていき、体力もどんどん落ちていきました。

【服用していた薬】アリセプト、ベシケア。

【ナチュラルクリニック代々木が処方したサプリメント】Ｋ・リゾレシチン、糖鎖。

【その後の経過】当クリニックを受診し、アリセプトとベシケア（頻尿治療薬）を中止し、Ｋ・リゾレシチンと糖鎖を1日3包ずつ摂取。約2週間で、食欲も以前のように戻り、1カ月後には顔色が良くなり、生気が出て表情も明るく、よく笑うようになりました。徘徊は栄養療法を開始してから1度もありません。

前頭側頭型認知症（ピック病）

前頭葉と側頭葉が萎縮する神経変性疾患です。パソコン関係・IT関係の仕事に携わっていた人、スマートフォンなどの電子機器を肌身離さずに使用していた人、ゲーム機などのゲームにはまって長い時間プレイしていた人などがなりやすいので要注意です。アルツハイマー型と比較すると発症の頻度は少なく、若年者に多くみられる疾患です。

穏やかな性格だった人が攻撃的になったり、興奮したりするなど、人格が急変して情緒障害になるケースです。何度も同じことを繰り返し話す、同じ行動を繰り返すことがあり、また、浪費、過食、異食、徘徊などがみられます。

※薬、治療法、サプリメントなどは「アルツハイマー型認知症」の項を参照

レビー小体型認知症

原因は不明ですが、脳の広い範囲にレビー小体という特殊なタンパクがたまり、その周辺の脳の神経細胞が徐々に減っていく進行性の病気です。年齢的には75～80歳くらいの人に多く認められますが、まれに30～40歳代で発症することもあります。

初期症状には、便秘、味覚異常、レム睡眠障害、幻視、パーキンソン症状がみられ、統合失調症と思われるような錯視、幻聴、被害妄想、嫉妬妄想などが発生することもあります。中期に進行すると症状はさらに悪化し、後期には嚥下《えんげ》障害が発生することもあります。

※薬、治療法、サプリメントなどは「アルツハイマー型認知症」の項を参照

若年性認知症

65歳未満で発症した場合を、一般に「若年性認知症」としています。しかし、これは必ずしも正しい判断ではありません。65歳未満であっても、いわゆる認知症（若年性ではない認知症）になっている人もおり、年齢だけで決められるものではありません。

若年性認知症といっても、認知症の内容はアルツハイマー型認知症、脳血管性認知症、レビー小体型認知症などがあり、そのほか交通事故などによる「頭部外傷認知症」、感染症・脳腫瘍・神経変性疾患などが原因の認知症もあります。

前頭葉と側頭葉が萎縮する「前頭側頭型認知症（ピック病）」は、65歳未満に多く発症します。

テレビゲームやパソコン、スマートフォンなど電磁波による脳内汚染は、若年性の認知症を増やし、人間らしい感情を喪失し、事務的機械的な脳をつくり出してしまいます。日本大学の森昭雄教授は、パソコンやITに長期間深く携わった若者を調べたところ、認知症の老人と同様の脳波が認められたとして、警鐘を鳴らしています。森教授はこれを名づけて「ゲーム脳」と称しています。
若年性認知症は進行が早いので、早期の治療が肝心です。K・リゾレシチンなど効果的なサプリメントを摂取すると同時に、パソコンやスマートフォンなどの使用はできるだけ控えましょう。電磁波の影響として、神経障害、脳腫瘍、頭痛、イライラ感が発生することもあります。

※薬、治療法、サプリメントなどは「アルツハイマー型認知症」の項を参照

症例　若年性認知症（アルツハイマー型認知症）（55歳・男性）

【来院前】55歳でアルツハイマー型認知症を発症。処方されたアリセプトを毎日服用して3カ月経っても、とくに変化はありませんでした。

【服用していた薬】アリセプト。

【ナチュラルクリニック代々木が処方したサプリメント】糖鎖、K・リゾレシチン、ナイアシン（ビタミンB_3）。

【その後の経過】最初のうち、サプリメントの摂取をいやがっていましたが、２週間くらいで以前

とは何か違う落ち着きが出てきました。さらに2週間ほどすると今度は、家族の名前や顔を認識できるようになりました。そこで摂取量を倍にしたところ、2カ月経ったころには徘徊することもなくなり、以前とほとんど変わらないくらい通常の会話までできるようになったのです。本人は「今まで何かずっと夢をみていたみたいだ」と、家族の苦労も知らずにケロッとしています。

最近では何か仕事を見つけて働こうという意欲も出始めたようです。仕事を通して生きがいを感じられるようになると、再発防止にもつながります。

軽度認知障害（MCI）など

よくもの忘れをするといった認知機能の低下は、認知症とまでは診断できないグレーゾーンの段階で、軽度認知障害（MCI）といいます。まだはっきりとこれがMCIであるといった定義づけはされていませんが、一般に次のような状態をいいます。

・本人や家族が記憶障害を訴えている。

・年齢・教育レベルだけでは説明できない記憶障害がある。

・日常生活は普通に送っている。
・認知機能はおおむね正常である。
・認知症とは認められない。

ＭＣＩは、「健忘型」と「非健忘型」に分けられ、健忘型では記憶障害を呈し、そのまま進行すると多くはアルツハイマー型認知症に移行するようです。また非健忘型では判断力が鈍る、ものごとの処理方法がわからなくなるといった症状を呈し、そのまま進行するとレビー小体型認知症や前頭側頭型認知症に移行することが多いようです。

しかし、ＭＣＩと診断されても、そのまま進行して5年以内に本当に認知症になる人は半数程度といわれています。残りは認知症にはならず、軽度のまま推移して、普通の日常生活が送れるのです。ＭＣＩと診断されても悲観的にならず、認知症になりにくい生活習慣と食生活を実行することで、認知症への移行を阻止することができます。

※薬、治療法、サプリメントなどは「アルツハイマー型認知症」の項を参照

Ｋ・リゾレシチンを正しく理解するためのＱ＆Ａ

Ｑ　Ｋ・リゾレシチンさえとれば認知症は治るのでしょうか？

Ａ　Ｋ・リゾレシチンだけをとって認知症が治った人は多数います。認知症の原因は人によって違いますので、毛髪検査などで、その人に不足している栄養素を調べ、不足しているものを補うことで、より改善が可能になります。そのためには栄養療法に理解のある医師による診断を受けることが大切です。

Ｑ　Ｋ・リゾレシチンだけでも治るというのに、なぜ糖鎖をとるのでしょうか？

Ａ　Ｋ・リゾレシチンに加えて糖鎖をとると相乗効果が期待できます。それによって認知症の改善と回復が早くなり、ほかの諸病の予防にもなると考えられます。

Ｑ　認知症の改善を期待できるサプリメントとして、Ｋ・リゾレシチンや糖鎖以外にはどんなものがありますか？

A　複合ビタミンやミネラル、とくにビタミンではビタミンB群（なかでもビタミンB3）・C・E、ミネラルでは、カルシウム、亜鉛、乳酸菌生産物質、その他（DHA／EPA、GABAなど）が効果的です。

Q　K・リゾレシチンをとると具体的にどのような効果が、いつごろあらわれるのでしょうか？

A　効果のあらわれ方や時期は、個人差がありますので一概にはいえませんが、早い人ではK・リゾレシチンをとると10分くらいで頭がすっきりしたり、身体が温かくなったりしてきます。数週間で、落ち着きが出てきたり、イライラしなくなったり、よく眠れるようになります。また、3カ月くらいで、コレステロール、血圧などの数値も改善されてきます。

Q　K・リゾレシチンをとるのを途中でやめたらどうなりますか？

A　やめたからといって急に変わることはありませんが、日数が経つにつれ、以前の状態に戻ります。K・リゾレシチンは薬ではなく食事であり、不足しがちな栄養のひとつと考えてください。

Q　K・リゾレシチンに副作用はありませんか？

A　K・リゾレシチンは大豆から抽出した自然のものであり、薬ではありませんので、基本的に副作用はありません。人によっては一時的に便秘または下痢をしたり、少々だるく感じたりするなどの反応現象が起こることもありますが、これは副作用とは異なります。しばらくすると落ち着きます。極端な反応が出た場合は、いったん中止して、再度少量から徐々に慣らして増量するのがよいでしょう。

Q　K・リゾレシチンや糖鎖は、長く続けても大丈夫ですか？

A　もともと生体の細胞膜組織にとって必要不可欠なものです。長期間続けた場合、プラス効果はあってもマイナス効果はありません。できることなら一生とり続けることをおすすめします。

Q　義母が、K・リゾレシチンのグミタイプを一気に10個以上も食べてしまいました。大丈夫でしょうか？

A　大丈夫です。K・リゾレシチンを一度にたくさん食べてしまったのは、著しく不足している栄養素を本能的に身体が欲しがっていたともいえます。K・リゾレシチンと糖鎖栄養素の有効性は、摂取開始時に、通常より多めにとるほうが効果的です。脳内に十分な栄養やホルモン、酸素が送り届けられるようになり、回復の手助けになります。

Q　K・リゾレシチンを、抗認知症薬（アリセプトやレミニール）といっしょにとってもよいでしょうか？

A　薬とK・リゾレシチンの摂取時間を40分以上空ければ大丈夫です。ただし、抗認知症薬にはほとんど効果がないだけでなく、副作用があります。できれば徐々に減薬されるのがよいでしょう。

Q　K・リゾレシチンは水といっしょにとればいいのですか？

A なるべくなら時間をかけて口内で咀嚼し、舌下吸収されるようにすると、より効果的です。脳内には10～15分で吸収されます。水はその後で飲むほうがよいでしょう。

Q 摂取のために、K・リゾレシチンを料理に入れて使ってもよいでしょうか？

A 60℃以上の熱を加えると、有効性が低下してしまいます。なるべくならサラダに振りかけたり、冷たい豆乳などといっしょに召し上がるのがよいでしょう。

Q 糖鎖と砂糖はどのように違いますか？

A 砂糖は文字通り糖質で血糖値を上昇させたりしますが、糖鎖は生体内でタンパク質と結びついて血糖値を整えたり、膵臓の機能をサポートします。また、「糖タンパク」とも呼ばれており、すべての細胞膜の外側にあるアンテナであり、健康と生命維持のための情報をキャッチしたり、ほかの細胞に情報を伝達したりする役目を負っている生命の基礎物質です。

Q　K・リゾレシチンや糖鎖は、妊娠しているときに摂取してもよいのでしょうか？

A　もちろんです。頭の良い元気な赤ちゃんを産むために、K・リゾレシチンや糖鎖は欠かせません。妊娠中毒症などの予防にも効果的です。赤ちゃんにも、離乳食に混ぜるなどして与えるとよいでしょう。

Q　K・リゾレシチンや糖鎖は、いつとったらよいでしょうか？

A　空腹時または食事の10〜15分くらい前にとり、1日に少なくとも3回摂取すると、より効果的です。ただし、何となく体調不良を感じたとき、不安に陥ったりイライラしたりしたときは、そのつど摂取するとよいでしょう。K・リゾレシチンや糖鎖以外のサプリメントは、食事の直後に摂取しましょう。

Q　「乳酸菌」と「乳酸菌生産物質」は同じものではないのですか？

A　通常の「乳酸菌」は胃の中で胃酸によって約85パーセントが死滅し、腸まではほとんど届きません。したがって、腸内環境のバランスを限りなく正常に保つためには、腸まで届く「乳酸菌生産物質（バイオジェニックス）」がおすすめです。

Q 乳酸菌生産物質は、よく便秘がちの人にすすめられることが多いようですが、便秘をしない体質の人でも、乳酸菌生産物質は必要ですか？

A 便通は毎日1回あることは良いことですが、乳酸菌生産物質をとることによって便通の回数が3回、ときには4回もあることがありますが、体調は以前よりさらに良くなります。

第7章
脳腸相関と細胞膜栄養療法がわかるダブルトライアングル

医療のあり方に一石を投じたい！

私は長年、医療に携わってきた一人として現代医療の問題点について本書でも随所でふれてきましたが改めて要約すると次のような問題点を指摘したいと思います。

●医師会や大学の医学部は、製薬会社からの支援金や研究費などで成り立っている。そのためか、栄養学と健康や病気の発症に関する研究などがおろそかになっている。

●厚生労働省のお役人は停年後、製薬会社に天下りできるので薬の有害性については極力触れないようにしている。

●薬剤以上に有効なサプリメントが開発され、それを大学や病院の研究室に依頼してエビデンスをとってもらうために窓口の教授が同意しても、最終的な倫理委員会（製薬会社の関係者が多い）にかけると、ほとんど拒否されてしまう。それは製薬会社から研究費が出ていることが大きな要因になっている。

●ほとんどの医療機関は保険扱い対象の薬剤を処方したり、投与することによって経営が成り立っている。

●医師と薬剤師は、いずれも6年間、それぞれの分野で専門的に勉強して資格を取得しているが、医師が誤った薬の処方をしても、薬剤師の立場からはほとんど何も言えない。

●患者は自分が体調不良になったとき、医療機関に行って医師に診てもらえば、何とかなると思っている人がほとんどである。診察を終えた後、薬を処方してくれない医者は「ヤブ医者だ」と勘違いしている。〝薬を処方しない医者は正直で真面目な名医である〟。

●症状や原因、病名がわからないのに「とりあえず〇〇を処方しておきましたので、しばらく様子をみましょう」という医師がいる。これは最悪のパターンである。

●日本の血圧の基準値（１３０～１４０）は間違っている。大人も子どもも、男も女も、体重が重い、軽いなどの違いがあるのに、どうして同じ基準値なのか？　加齢とともに血圧が多少上がるのは自然。無理に下げると血栓が押し流せなくなり、血管が詰まって脳梗塞を起こしたり、認知症になる確率が高くなる。いずれにしても降圧剤を飲んでいる間は抑制されているが、やめると再び高くなるので、改善・回復とはならない。

●ＤＤＩ（薬物相互作用）は3種類以上の薬を服用すると起きる。多剤併用は要注意。

●薬とは本来、毒物・劇物・麻薬である。〝毒は毒をもって制する〟。ただし、ウイルスや細菌に冒された際には有効となるケースもある。それは「毒は毒をもって制する」からである。

●日本でも世界でも最も有効性のない薬は向精神薬と認知症薬である。向精神薬を服用して、改善し、回復したケースはほとんどないばかりか、処方される薬の種類が増え、副作用で苦しんでいる人がほとんどである（米国ではすでに向精神薬はほとんど無効であるという考え方が、精神科医では一般的になり始めたようである）。

●「薬をやめると病気は治る。免疫力を上げる最大の近道は薬からの離脱である」。（元新潟大学教授 安保徹博士）

現代医療の誤りは「薬物療法」を「対症療法」として乱用していることです。対症療法というのは病気の症状を改善し回復させるというのではなく、その場限りの症状をとりあえず抑制するという医療です。そもそも私たちの身体は約60兆の細胞でできているといわれますが、それらの細胞はすべて、栄養によって構築されています。間違っても化学物質（薬剤・食品添加物・農薬・化学肥料・ホルモン剤・その他）などでは構築されていないのです。

私たちの身体の細胞は、産まれたときには、まだ少なかった細胞も年齢が増すとともに増え、脳細胞は20歳をピークに、肉体細胞は25歳くらいをピークに減り始めます。つまり、再生する細胞数と壊死する細胞数が逆転するために、脳は徐々に記憶力が衰え、肉体細胞も徐々に体力を低下させていきます。したがって、細胞の減少とともに、今まで支えてきた臓器や器官、脳や腸も、お互いに連絡を取り合い、情報を交換し、病気から身体を守ってきたはずですが、加齢とともに細胞数が減少すると、以前のような情報伝達や交換も十分できなくなります。すると、脳や腸をはじめ、臓器、器官の機能も衰え、疲弊し、健康を維持するはずの栄養の吸収、酸素の摂り込み能力が衰え、逆に活性酸素を摂り込んでしまったりするのです。また、偏った栄養だけを吸収して肥満になったり、ホルモンのバランスが崩れてしまうと体調不良に陥ったりします。

そこで、次の「脳腸相関」に基づく、ダブルトライアングルの絵図を参考にしていただきましょう。

「脳腸相関」と「奇跡のダブルトライアングル」があなたを救う

【1】体内で不足している栄養素は千差万別（個人によって異なる）
【2】「生命維持」と「健康維持」の根幹をなしているもの

①リン脂質（レシチン）＝細胞膜の 45％＝脳細胞の 30％＝血管壁細胞の 90％
＝肝細胞内の脂肪の 70％
②糖鎖栄養素（グライコフォーム）＝情報のキャッチ（アンテナ）と情報の伝達物質
③腸内フローラのコントローラー（乳酸菌生産物質＝バイオジェニックス）

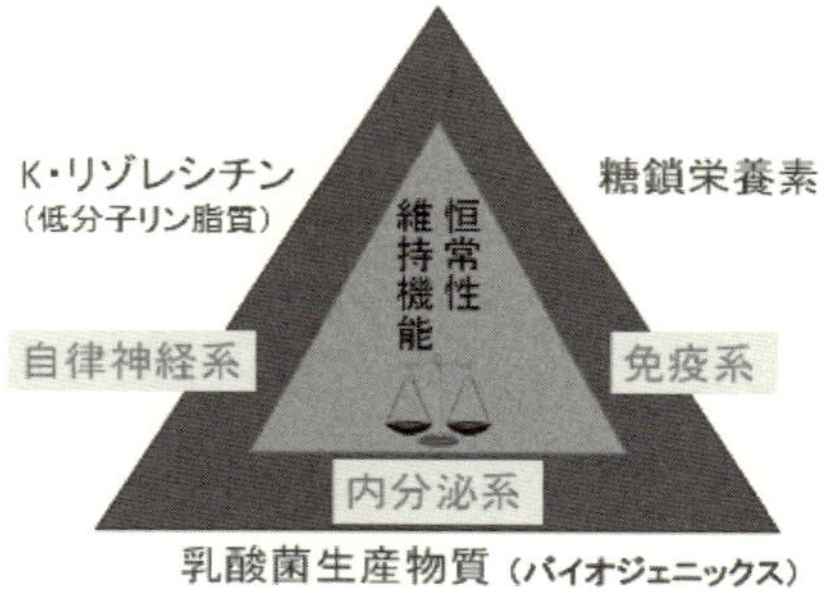

まず、ダブルトライアングルの内側（恒常性維持機能―ホメオスタシスの三角形ともいいます）を見てください。この機能は、自律神経系・内分泌系・免疫系の3つによって維持されています。この3つの機能を維持するためには、外側のトライアングルであるK・リゾレシチン（低分子リン脂質）・糖鎖栄養素・乳酸菌生産物質（バイオジェニックス）の3つの栄養源が働くことで、内側の3つの機能が活性化されます。

a．低分子リン脂質（K・リゾレシチン）はおもに自律神経系をコントロールし、全身に正しい情報を伝達する。

b．糖鎖栄養素はおもに免疫系を中心に、善悪に伴うあらゆる情報を選別し、外敵から身を護るアンテナ（コントロールセンター）である。

c．乳酸菌生産物質（バイオジェニックス）は腸内環境（腸内フローラ）の基礎物質で、脳への直通情報（迷走神経）を速やかに伝達し、腸壁を通して、全身に酸素、栄養、ホルモンなどを送り込んでいる。また、免疫物質の70パーセントもつくり出している。

細胞膜栄養療法と脳腸相関

次頁の絵図は細胞の略図です。ここに「オーソモレキュラー栄養医学（日本語で分子整合栄養医学）／提唱者：ライナス・ポーリング博士」とありますが、ライナス・ポーリング博士はノーベル賞を２つも受賞した世界的に著名で偉大な方です。彼の健康理論は、「細胞にとって必要な栄養をしっかりと摂ることだ。とくにビタミン・ミネラルなどは大量に

オーソモレキュラー栄養医学
Orthomolecular Medicine
分子整合栄養医学
〈提唱者〉ライナス・ポーリング博士

細胞膜栄養療法
〈提唱者〉神津健一

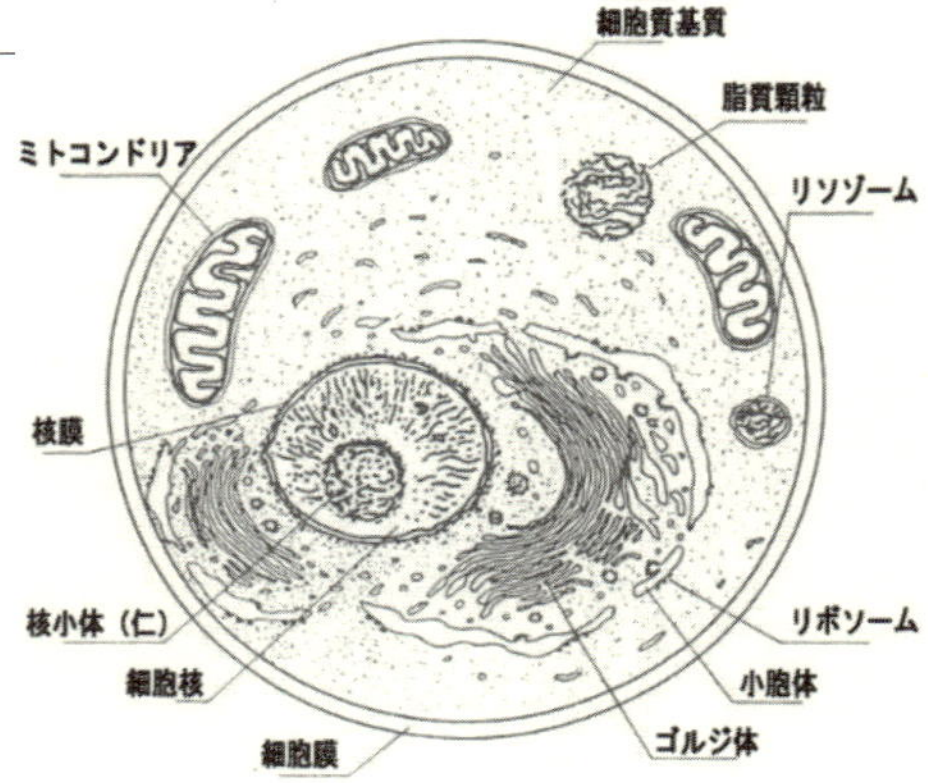

摂ることによって、健康になれるし、がんなどにはなりにくい」というものです。

この理論は、アメリカはもとより、世界中で話題になりました。しかし、残念ながら、ビタミンCを摂取していた彼の妻は胃がんで亡くなり、ビタミンEが前立腺がんに有効であると主張していたライナス・ポーリングは前立腺がんで亡くなってしまいました。

この理論を酷評した米国のポール・オフィット博士をはじめ、欧米の大学や研究所の科学者たちにより、やはりこの理論では多くの問題があるとして叩かれてしまいました。日本では東京・新宿のM医師を筆頭に、ポーリング博士の理論を展開し、全国に

２４００ほどの医療機関がこの理論を採用しているといいます。

私は、この理論が間違っているとは思いませんが、肝腎なものが抜けていると、かなり前から主張してきました。彼の「細胞栄養医学」の理論は、表面上は正しいように思えますが、栄養を次から次へと補給しても、その栄養を受け取る受け皿が十分でなければ、細胞は栄養を摂り過ぎたり、摂りこぼしてしまいます。細胞に必要な栄養を摂り込み、不要物質や有害物質、活性酸素の排出、酸素の供給、ホルモンの調整を担うのは、実は細胞の「膜」なのです。その「膜」の存在を無視して脳や身体にとって必要な栄養をどしどし細胞に送りこめば良いというものではありません。この細胞膜栄養療法を提唱したのは、この私です。私のこの理論が正しいか否か、次の元スタンフォード大学のブルース・リプトン博士の実験によっておわかりいただけるのではないでしょうか。

▼第５章　高齢社会で健やかに暮らすために　の「細胞は薬ではなく栄養を求めている」を参照（１５２ページ）

ブルース・リプトン博士の実験が発表されるまでは、細胞の核は細胞の生命維持を司っていると考えられていました。それが正しければ、細胞の核を除核すれば即死するはずだ……と思って除核したところ、細胞は生きていたのです（ただし、2～3カ月の命）。ところが、細胞の核はそのままにして、次に細胞の膜を除膜したところ、細胞は即死してしまったのです。これは何を意味するのでしょうか。つまり、細胞の核は細胞の生命を司っているのではなく、細胞膜こそが生命維持を司っていることが判明したのです。実は私は、このブルース・リプトンの除核・除膜試験を知る何年も前から、「細胞膜栄養療法」を提唱していたのですが、この理論を知って私の主張する理論は正しかったことを再確認したのです。では、細胞の膜とは、何によって構成されているか。その構成物質はリン脂質が約45～50パーセントで、タンパク質が約50パーセント、残りがコレステロールなのです。つまり、「細胞の膜」こそが細胞の代謝機能の根幹を成し、「生命の基礎物質」であることを証明したのです。細胞の膜は脳細胞の30パーセント、血管壁細胞の90パーセント、肝細胞の脂肪の70パーセントで構成されているのです。

▼第3章「脳と腸」に必須の栄養を！の「細胞膜栄養療法の真実」を参照（98ページ）

最後に、「細胞の真実」の絵図（153ページ及び155ページ参照）でおわかりのように、細胞にとって薬剤は毒物であり劇物です。それが体内に入ってきたら、逃げるしか手がありません。それは自身を防御（防衛）するための逃走本能でしかないのです。逆に栄養素が入ってきたら、われ先に求めようとするのは、細胞自身の増殖と成長の本能に基づいているものなのです。

これでおわかりのように、薬（毒物・劇物）を細胞自体は決して自分で求めているものではなく、防御し、逃走し、自分を守りたいのですが、ほとんどの細胞は連結しているので逃げることができません。そのために、苦しみを訴え、助けを求めているのです。それが「副作用」というものです。

薬で病気を治すことはできませんが、病気の原因となっている部位に対して、薬物は力で抑えつけます（毒は毒をもって制するのです）。一時的に気分や体調が良くなったりするのは、改善したのではなく、薬物の腕力によって麻痺させられただけです。しかし、自分の体内には自然治癒力（自主回復能力）というものがありますので、その力によって徐々に回復力を高めているのです。ところが薬剤をとり続けると細胞は再び本来の回復能力を失い、時間の経過とともに徐々に体調を崩すことになります。

昨今、認知症について国をあげて議論されております。高齢化に伴い認知症患者が増え続けていますが対処できる薬はありません。介護費用、医療費の負担も大きな課題です。治すことができないなら、せめて認知症予防を徹底して欲しいものです。

以前、「ひょうごこころの医療センター・認知症疾患医療センター長」の小田陽彦氏は毎日新聞に、科学的根拠のない栄養補助食品や予防方法が広まることを危惧するという主旨の意見を記載していました。それでは科学的根拠のあるはずの薬剤によって認知症や精神障害がほとんど改善せず、回復しないのに、それはどうやって釈明できるのでしょうか。

私どものクリニックで開発し、取り扱っているサプリメントによって認知症や精神障害の多くが改善し、回復していることに関しては、どのように説明できるのでしょうか。私どものクリニックでは「薬は毒である」から始まり、サプリを摂りつつ徐々に減薬し、改善に導いているのは誤りなのでしょうか。医師はもちろん、薬剤系の科学者ももう少し栄養学と細胞学を勉強して欲しいものです。病気になる原因を正しく知れば、細胞レベルでの栄養学と栄養療法によって症状が改善するのは、自然の理であることを理解できるはずです。

安全で信頼度の高い「PRA毛髪検診」

「健康診断・人間ドック」の信頼性はわずか37・5パーセントしかない、という厚生労働省の研究班の発表が、新聞記事になったことがあります。24項目中、推奨し信頼できるものはわずか9項目（37・5パーセント）しかないといわれています。それもほとんどが医師でなくても判断できる程度のものばかりです。

たとえば、

1. タバコを吸っていますかという問診
2. お酒はどのくらい飲みますかという問診
3. 身長や体重による肥満度チェック
4. 聴力や視力の検査
5. 血圧測定

などです。

なかでも胸部のエックス線による肺がん検診、脂肪肝に対する肝機能検査、糖尿病に対する検尿（尿糖）は、とくに診断の信頼性が低いとされています。

こんなところから、厚労省では現在、健診システムの見直しを進めています。そして高血圧や高血糖などが相まって、心筋梗塞や脳卒中の危険度を高める「メタボリック症候群」の予備軍の早期発見を優先しなければならないとしています。

ちょっとした「健康診断」や「人間ドック」に入るだけでも高額の費用が必要とされる今日、信頼性が高く、しかも手軽で低額な検診方法が望まれるところです。その期待に応えるのが「ＰＲＡ検診」です。

ＰＲＡは、毛髪などを利用した手軽で安全な生体共鳴検診であり、全国各地で60カ所以上の医療機関が導入しています。身体に負担をかけず、比較的低額でありながら信頼度が70〜95パーセントと高いことから、たいへん画期的な検診システムといえるでしょう。

ＰＲＡは未病の早期発見、予防に役立っている

今から１００年ほど前に米国の病理学者であり、内科医でもあったアルバート・エイブ

ラムス（Dr. Albert Abrams、１８６３～１９２４）は、腹部打診法の研究からＥ・Ｒ・Ａ（Electronic Reaction of Abrams）、すなわち「エイブラムスの電子反応」（生体反応には、物質を媒体とした物理化学的な反応が起きる以前に、電磁的な波動現象に基づく何らかの生理的な反応がある）を発見しました。ＰＲＡ（Psychogalvanic Reflex Analyser）は、このＥ・Ｒ・Ａを基本原理とした精神電流反射分析装置です。

ＰＲＡは、毛髪（体毛）や爪などに含有された微弱なエネルギー情報から非物質的な生命現象（生命力・気・心など）をとらえ、その秩序の乱れ、変調の程度を分析・判定するとともに、非物質的な情報を生体に入力することで、生体のもつ自然治癒力の発現をうながそうとする装置です。検査項目は６０００項目以上ありますが、全項目をチェックすることは時間的にも費用の面からも無理があります。医師や専門家に相談し、関連項目をピックアップしてもよいでしょう。

検診結果は、マイナス21からプラス21までの数値であらわされ、一般的にはプラスの値が「良好」ということになっています。

基準値は人それぞれですが、一般的にはマイナス１～０を基準とします。ただし、基準値がマイナスだから体に問題があるということではありません。その部位が非常に疲れている場合にも、マイナスになることがあるからです。問題があるわけではないにせよ、マイナスの数値が高い項目については、とくに注意が必要となります。

ＰＲＡ検診では、自覚症状をともなわない初期症状や、未病（病気を発症する前）の段階でも早期に病気の徴候を発見することができます。自覚症状がないのにマイナスの数値が出た場合は未病の可能性があると考えられ、自覚症状があるのにプラスの数値が出ている場合は、改善に向かっていることも考えられます。

未病のときに、どれだけ自分の体のＳＯＳに対処できるかが重要です。

未病チェックの結果、予測される疾病がある場合は、予防医学で未然に対処することによって、健康を維持することが可能となります。食事の改善をはじめ、適度な運動と、患者さんに合ったサプリメントの処方などが施されます。

予防医学の観点からいえば、医師は患者さんに対し、未病の状態でアドバイスをするべきでしょう。それが本来の医師の姿だと、私は思っています。

ＰＲＡの特長

手軽な検査で身体傾向を詳細に調べることができるＰＲＡ検診の特長は次のとおりです。

●被験者が装置のアルミ端子を握るか、毛髪や爪を装置にかけるだけでも検診ができるため、身体に負担がなく、身体を傷つけることもありません。

●テスト項目は全身機能、アレルゲン、心理機能など、最大６０００項目以上が可能です。

●身体にやさしく、介護の必要な方から乳幼児まで可能です。

毛髪は、2～3センチメートル程度に切ったもの20本程度、爪の先なら10片を送付する

ＰＲＡで判定可能な項目の一例

脳（脳卒中、脳梗塞、脳内出血など）、認知症（脳内の海馬、扁桃核など）、心臓（心筋梗塞、狭心症、不整脈、血圧など）、肝臓、胆のう、膵臓、腎臓（泌尿器系など）、呼吸器系、消化器系、生殖器系、内分泌系（糖尿病、ホルモン、血圧など）、アレルギー性疾患（アトピー、喘息など）、悪性腫瘍（がん）、自閉症、自律神経失調症、パーキンソン病、統合失調症、睡眠障害、記憶障害、更年期障害、月経困難症（生理不順、生理痛）、ホルモンバランス（不妊症を含む）、低血圧、貧血、ストレス、栄養のアンバランス（ビタミン欠乏症、ミネラル欠乏症）、水銀毒素などの有害ミネラルなど。

だけでも分析できます。毛髪が少ない方の場合、胸毛やすね毛でも大丈夫です。遠隔地の方でも、また自宅にいたままでの検査も可能なので、多忙な現代人にはぴったりの検診方法だといえるでしょう。

「髪の毛や爪を分析するだけでそんなことがわかるわけがない」という人がいますが、髪の毛や爪も細胞でできており、実は体内のさまざまな情報が最終的に凝縮されているところなのです。とくに髪の毛は非常に優秀な細胞で、薬や添加物などから摂取した有害物質などは、その種類や量まできちんとわかってしまいます。警察の麻薬検査でも、尿検査のほかに毛髪検査がありますので、おわかりいただけるのではないでしょうか。

ＰＲＡでは、驚くほど栄養状態がわかり、糖尿病や高血圧はもちろん、女性の場合は妊娠しやすい体質かどうかまで診断できます。一般健診や人間ドックで見落としがちな食品添加物由来の体内残留物質、栄養のアンバランス、改善すべきライフスタイルや環境などについての指針が得られます。

健康に気を遣って、たくさんの健康食品、栄養補助食品などをとっている方も多いでしょう。それが本当に効いているのか、適性か、相性が良いか悪いかなどもＰＲＡでわかりま

毛髪分析による健康診断（未病チェック）

信頼度７０～９５％

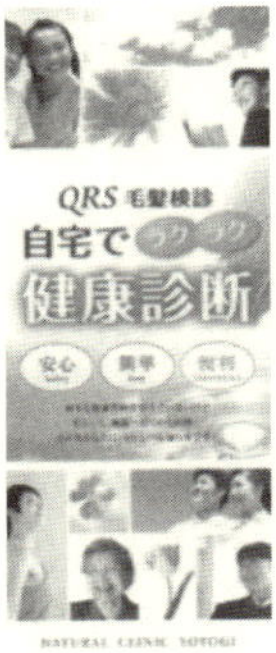

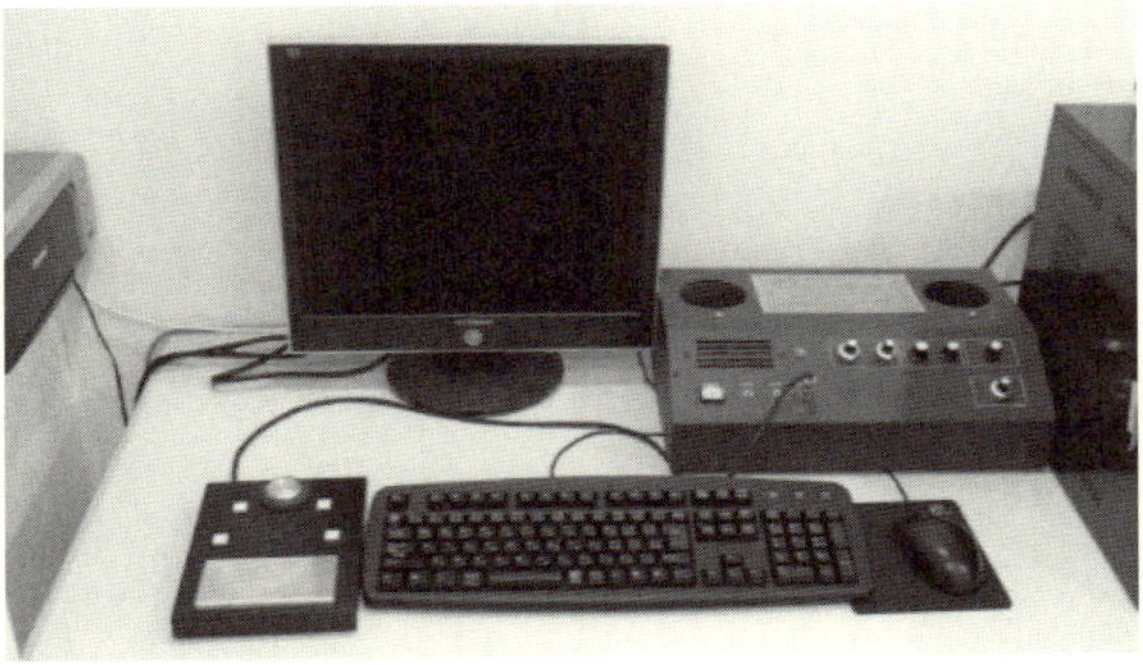

精神電流反射分析器（PRA 装置）を用いて、詳細にわたり分析・判定します。これは髪の毛や爪に含まれている情報を用いるため、身体に負担のない検診システムです。内臓、神経系、消化器系、脊髄などの歪みをはじめ、痛みやストレス、疲労の程度や精神状態、ホルモンバランス、栄養の過不足など約 6000 項目が判定可能です。

す。服用している薬や栄養（健康）補助食品との相関チェック（効果や副作用）を判定することもできます。さらに食物アレルギーなどのアレルゲンの特定もできます。

被検者の心身の状態が把握できることから、心がまえを含めた生活習慣や食事のとり方などの改善方法を提案することができるようになります。

PRA検診の実際と実績

ナチュラルクリニック代々木では、認知症の患者さんや精神疾患の患者さんを診るとき、事前にＰＲＡ検診を行っています。それは、高齢者や精神疾患の方、一人ひとりの栄養状態や薬の飲みすぎでどんな影響を及ぼしているかを正確に把握するのが目的です。

当クリニックでは、いくつかの検査コースを用意しています。現在の健康状態から全身機能、免疫機能、ストレス、各臓器の機能評価、悪性腫瘍、ウイルス感染、糖尿病、アレルギー、心身相関など、40〜１２０項目のなかから被検者が選択することもできます。気になる自覚症状や項目がある場合は、検査項目を追加することもできます。

このような検査や分析に加え、患者さんの食生活などに関してもしっかり確認します。また、薬を飲んでいる人の場合には、その種類はもちろん、日ごろどのような飲み方をしているのかを聞くことも欠かせません。患者さんの話を、時間をかけてじっくりと聞くことも、当クリニックの大きな特長のひとつとなっています。

検診結果により、その人の心身の状態が把握でき、その結果に基づいて心がまえを含めた生活習慣や食事のとり方などをアドバイスします。

実際に当クリニックを受診した患者さんの例を紹介しましょう。

某院で「認知症」と診断され、薬剤（アリセプト）を使用していた93歳の男性です。薬を飲んでも容態は改善せず、１年程前から幻覚、幻聴、徘徊などが出現するようなりました。じっとしていられず暴力的になったため、奥様が困りはてて当クリニックを受診しました。ＰＲＡ検診の結果から薬を断つことにし、食生活のアドバイスとサプリメント（Ｋ・リゾレシチン、糖鎖、ペプチド）の摂取を開始。１カ月後には暴力は治まり、よく眠れるようになりました。現在はアリセプトは断薬し、友人と外出するまでになりました。

次の症例は、高血圧症で長年にわたって降圧剤（アムロジピン）を服用していた77歳の女性です。かかりつけの病院で認知症と診断され、服薬をすすめられましたが拒否し、当クリニックを受診しました。ＰＲＡ検診を行い、段階的に降圧剤を減薬しながら食生活のアドバイスと、サプリメント（Ｋ・リゾレシチン、糖鎖）の摂取を開始。２カ月後には不眠が解消、イライラすることも少なくなりました。会話も増え、買い物や料理もできるようになりました。また、血圧も安定してきています。髪の毛は真っ白だったのが、黒髪まで生えるようになり、若返ったのにはびっくりしました。

降圧剤の服用が認知症を誘発したり、認知機能の低下を招いたりする可能性があるという報告があります。この方は、食事の改善とサプリメントの摂取で栄養を補い、その結果、安定した血圧を保ちながら減薬を行うことができたのです。

ＰＲＡ毛髪検診の特長

安心
Safety

簡単
Easy

便利
Convenience

- **身体に負担がなく未病の状態も検診可能。**
  自覚症状がない初期段階であっても検診可能です。
- **手軽に受けられる。**
  毛髪（または爪）と予診票を送付すれば検査結果が郵送されます。
- **病院へ行く手間がなく低コスト。**

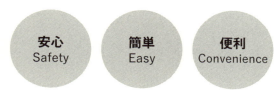

あとがき

10年ほど前に、「うつかな?と思ったら、病院へ行きましょう。うつは薬で治ります」とテレビのCMで宣伝しているのを観たことがあります。このCMを観て、どれだけ多くの人が気軽な気持ちで薬物療法を受けたことでしょうか。

うつかな?と思ったら、まずその原因を考えることです。原因を考えずに薬物療法にはまりますと脳神経細胞が傷を負い、副作用で苦しんだり学校や仕事場に行けなくなってしまう人を、私はたくさん見てきました。

ナチュラルクリニック代々木では、その原因を探るために毛髪検診をしたり、本人と約1時間から2時間くらいの問診をするケースがほとんどです。「心の病」の原因のほとんどは食生活のアンバランス(栄養のアンバランス)、さまざまなストレスによるダメージです。

ストレスには4つのタイプがあり、精神的ストレス=人間関係(離婚、社会的トラブルなど)・経済的不安(失業、倒産など)・社会的不安(戦争、テロなど)、化学的ストレス=薬・

タバコ・アルコール飲料・食品添加物・農薬・栄養の過不足・酸欠・不適切なダイエットなど、生物学的ストレス＝細菌・ウイルスなどの病原菌、物理的ストレス＝暑い・寒い・熱い・冷たい・放射線・紫外線・騒音・ケガ・手術などです。

これらが複合的に脳内組織を汚染し、これに加えて薬物療法（薬）を採り入れますと、逆に化学的ストレスを負ってしまうことになります。

いずれにしても、最良の治療はやはり栄養療法です。栄養療法は傷ついた脳内組織を癒し、ホルモンのバランスを調整し、不要物質や有害物質、活性酸素を排泄するうえ、酸素を摂り込んでくれます。結果的にストレスが緩和され、精神症状を改善してくれます。

現在、発達障害（ＡＤＨＤ、自閉症、ＬＤなど）や統合失調症、認知症などを抱えている人たちが多くいます。薬剤しか投与しない精神科には多くの人が訪れますが、改善も回復もしない患者さんがほとんどです。そんな患者さんが当クリニックを訪れますと改善し、回復するのはなぜでしょうか。それはストレスを解消し、脳内汚染によって傷ついた脳内組織を修復する栄養療法を施すからです。

本書が、対症療法のみに目を向けた現在の精神医療に、一石を投ずることを望まずにはおれません。

最後に本書の執筆にあたり、管理栄養士の豊原悠里先生に一部執筆までしていただきましたことに、この場をお借りして厚く御礼申し上げます。

2019年7月吉日　神津　健一

参考・引用文献

・誤診だらけの精神医療／西城有朋（著）／河出書房新社
・なぜうつ病の人が増えたのか／冨高辰一郎（著）／幻冬舎ルネッサンス
・治す！うつ病、最新治療／リーダーズノート編集部（編）／リーダーズノート
・医者が増えると、病気が増える？／中原英臣　矢島新子（著）／ごま書房新社
・思考のすごい力（The Biology of Belief）／ブルース・リプトン（著）／ＰＨＰ
・食は現代医療を超えた／真柄俊一（著）／現代書林
・小麦は食べるな！／ウイリアム・デイビス（著）　白澤卓二（訳）／日本文芸社
・脳内汚染・心の病を治す栄養療法／神津健一　田中路子（著）／長崎出版
・心の病を癒す脳内食品／神津健一（著）／トレランス出版
・認知症の予防と改善／神津健一（著）／ぶんぶん書房
・「いつものパン」があなたを殺す／デイビッド・パールマター　クリスティン・ロバーグ（著）　白澤卓二（訳）／三笠書房
・食事で治す心の病Ⅱ／大沢博（著）／第三文明社
・代替医療の光と闇／ポール・オフィット（著）　ナカイサヤカ（訳）／地人書館
・妊娠しやすい食生活　ハーバード大学調査に基づく妊娠に近づく自然な方法／ジョージ・E・チャヴァロ（著）／日本経済新聞出版社
・毒だらけ　病気の9割はデトックスで防げる！／内山葉子（著）／評言社
・Baby Book／Luvtelli東京&New York／Luvtelli
・Baby BookⅡ／Luvtelli　東京&New York／Luvtelli
・時間栄養学　時計遺伝子と食事のリズム／香川靖雄（著）／女子栄養大学出版部
・和食の食べ方を知れば、女性はもっと美しくなれる／エリカ・アンギャル／学研プラス
・薬を抜くと、心の病は9割治る／銀谷翠（著）／素朴社
・医師もびっくり！認知症が治っている／野本裕子（著）／素朴社

著者略歴

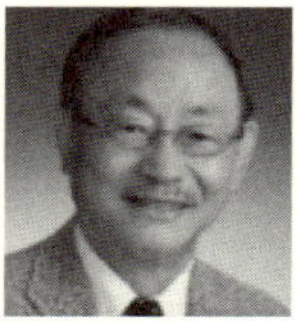

神津《こうづ》 健一《けんいち》（1940年生まれ）

医学博士。医療法人社団 一友会「ナチュラルクリニック代々木」会長。NPO法人 予防医学・代替医療振興協会理事長。一般社団法人 認知症予防改善医療団・顧問。テレビ、ラジオ、新聞、雑誌等出演多数。著書「心の病を癒す脳内食品」「医者が心の病に無力なワケ」「90歳まで現役」「脳内汚染・心の病を治す栄養療法」「認知症の予防と改善」他多数。

Creative Staff

編集協力／服部淳子
装丁・デザイン／大橋義一（gadinc.）

薬を使わず心の病と認知症を治す
—脳と腸を元気にする細胞膜栄養療法—

2019年9月30日 第一刷発行
著　者　神津健一
発行者　林 秀和
発行所　素朴社（株式会社ヴィアックス出版事業部）
〒164-0013　東京都中野区弥生町 2-8-15
電話：03-6276-8301　FAX：03-6276-8385
振替　00150-2-52889
http://www.sobokusha.jp

印刷・製本　壮光舎印刷株式会社

ISBN978-4-903773-31-5 C0047　価格はカバーに表示してあります。